Kardiologisk

sygepleje

den komplette guide

Freja Madsen

Indholdsfortegnelse

« *Hjertet, som er meget mere end bare en pumpe, er det krydsfelt, hvor videnskaben møder sjælen, og hvor hvert sekund kan gøre en forskel.* »

INTRODUKTION

Den afgørende rolle for
Den kardiologiske sygeplejerske

Kardiologi, den specialiserede gren af lægevidenskaben, der beskæftiger sig med hjertet og dets sygdomme, er et område i konstant udvikling. Med fremskridt inden for teknologi og medicinsk forskning har håndteringen af hjertesygdomme udviklet sig betydeligt. I centrum for denne pleje står den kardiologiske sygeplejerske, som er en vigtig søjle i at sikre kvalitetspleje til hjertepatienter.

- **Patientens første kontakt**: Det er ofte sygeplejersken, som patienten ser først, når de ankommer til en kardiologisk afdeling. Uanset om der er tale om en planlagt konsultation, en indlæggelse eller en akut hjertesygdom, er sygeplejersken den første til at vurdere patientens tilstand, berolige ham eller hende og forberede ham eller hende på de kommende undersøgelser eller behandlinger.

- **Kontinuerlig overvågning**: Kardiologiske patienter kræver konstant overvågning på grund af de potentielle risici, der er forbundet med deres patologier. Kardiologiske sygeplejersker er specifikt uddannet til at opdage tegn på forværring eller komplikationer, såsom hjertearytmier, hjertesvigt eller postoperative komplikationer.

- **Håndtering af behandling og medicinering**: Ud over at overvåge er sygeplejersken også ansvarlig for at administrere medicin, som ofte er livsvigtig for hjertepatienten. Det kræver et indgående kendskab til de forskellige lægemidler, deres interaktioner, passende doseringer og mulige bivirkninger.

- **Uddannelse og rådgivning**: Et centralt element i helbredelse og forebyggelse inden for kardiologi er patientuddannelse. Sygeplejersker spiller en afgørende rolle i at rådgive patienter om livsstilsændringer, gøre dem opmærksomme på vigtigheden af medicin eller lære dem at genkende advarselstegnene på et hjerteproblem.

- **Tværfagligt samarbejde**: Kardiologiske sygeplejersker arbejder ikke alene. De arbejder tæt sammen med kardiologer, hjertekirurger, laboratorieteknikere, fysioterapeuter og andet sundhedspersonale. Dette samarbejde sikrer en holistisk patientpleje, hvor alle aspekter af patientens pleje er nøje planlagt og udført.
- **Følelsesmæssig støtte**: Det kan være overvældende at modtage en diagnose på en hjertesygdom. Sygeplejersken er ofte den vigtigste følelsesmæssige støtte for patienten og deres familie og tilbyder trøst, et lyttende øre og beroligelse gennem hele plejeprocessen.

Den kardiologiske sygeplejerske er meget mere end en simpel udøver af medicinske opgaver. De er de årvågne vogtere af hjertesundheden, patientens fortrolige, underviseren, plejekoordinatoren og det vigtige bindeled mellem patienten og det medicinske team. I den komplekse og konstant foranderlige kardiologiske verden er deres rolle helt afgørende.

En kort introduktion til kardiologi : dens udfordringer og fremskridt

Kardiologi er den gren af medicinen, der studerer hjertet, hvordan det fungerer og dets sygdomme. Den beskæftiger sig også med blodkar og blodcirkulation. Med udviklingen af medicinsk viden, teknologier og behandlinger har kardiologien gennemgået dybtgående forandringer, samtidig med at den står over for konstante udfordringer.

1. Kardiologiens historie
   - Siden oldtiden har hjertet været anerkendt som et vitalt organ, der symboliserer selve livet. I løbet af århundrederne har det anatomiske og funktionelle studie af hjertet udviklet sig, hvilket har ført til en bedre forståelse af dets fysiologi.
   - Stetoskopet, der blev opfundet i begyndelsen af 1800-tallet af René Laennec, markerede et vendepunkt i diagnosticeringen af hjertesygdomme, da det gjorde det muligt at lytte direkte til hjertets lyde.

2. Store fremskridt inden for kardiologi
   - **Medicinsk billeddannelse**: Opfindelsen af teknikker som ekkokardiografi, hjerte-MR og hjertescintigrafi har revolutioneret diagnosticeringen og giver detaljerede billeder af hjertet i aktion.
   - **Kirurgiske indgreb**: Kirurgiske teknikker har udviklet sig fra invasive procedurer til mindre indgribende indgreb, såsom minimalt invasiv hjertekirurgi eller stenting.
   - **Farmakologiske behandlinger**: Fremkomsten af nye lægemidler har ændret behandlingen af hjertesygdomme, reduceret dødeligheden og forbedret patienternes livskvalitet.
   - **Rytmologi**: Der er sket fremskridt i forståelsen og behandlingen af hjertearytmier med udstyr som pacemakere og implanterbare defibrillatorer.

3. Aktuelle udfordringer inden for kardiologi
   - **Hjertesygdomme og livsstil**: Stigningen i livsstilsrelaterede hjertesygdomme, såsom forhøjet blodtryk, fedme og diabetes, er en stor udfordring. Forebyggelse og uddannelse er afgørende for at vende denne tendens.
   - **Ulighed i behandling**: At sikre lige adgang til de nyeste behandlinger, procedurer og uddannelse inden

for hjertesundhed er stadig en udfordring, især i fjerntliggende eller underudviklede regioner.

* **Forskning og udvikling**: Selvom der er sket enorme fremskridt, er der behov for løbende forskning for bedre at forstå hjertesygdomme, udvikle nye behandlinger og forbedre eksisterende metoder.

Kardiologi er et medicinsk område i konstant udvikling, som står over for moderne udfordringer, der kræver innovative løsninger, øget bevidsthed og tværfagligt samarbejde. Sammensmeltningen af teknologi, forskning og menneskelig beslutsomhed giver dog håb om endnu flere bemærkelsesværdige fremskridt i fremtiden.

Kapitel 1

ANATOMI OG FYSIOLOGI AF HJERTET

Hjertet: struktur og funktion.

Hjertet er et af de mest vitale organer i menneskekroppen og fungerer som en pumpe, der får blodet til at cirkulere i hele kredsløbssystemet. Denne kontinuerlige cirkulation bringer ilt og næringsstoffer til vævene og eliminerer metaboliske affaldsprodukter. Her er en udforskning af hjertets komplekse struktur og dets essentielle funktioner.

1. Hjertets anatomi

a. Hjertekamre: Hjertet er opdelt i fire hovedkamre:

- **Ører**: Det er de øverste kamre i hjertet. Det højre atrium modtager iltfattigt blod fra kroppen, mens det venstre atrium modtager iltet blod fra lungerne.
- **Ventrikler**: Dette er de nederste kamre. Højre ventrikel pumper blodet til lungerne for iltning, mens venstre ventrikel pumper det rundt i kroppen.

b. Hjerteklapper: De regulerer blodets strømning gennem hjertet og sikrer, at det kun strømmer i én retning. Der er fire hovedklapper:

- **Trikuspidalklap**: Mellem højre forkammer og højre hjertekammer.
- **Pulmonalklap**: Ved udløbet af højre hjertekammer.
- **Mitralklap (eller bikuspidalklap):** Mellem venstre forkammer og venstre hjertekammer.
- **Aortaklap**: Ved udløbet af venstre hjertekammer.

c. Myokardiet: Dette er det tykke muskelvæv i hjertet, som gør det muligt for hjertet at trække sig sammen.

d. Blodkar: Disse går ind og ud af hjertet, så blodet kan cirkulere.

- **Vener**: De vigtigste vener er vena cava (superior og inferior), som fører iltfattigt blod tilbage til det højre forkammer.
- **Arterier**: Aorta fører iltet blod fra venstre hjertekammer til resten af kroppen, og lungearterierne fører iltfattigt blod fra højre hjertekammer til lungerne.

<u>2. Hjertets funktion</u>

a. Hjertets pumpe: Hjertet fungerer som en dobbeltpumpe. Højre side af hjertet (højre forkammer og højre hjertekammer) pumper blodet til lungerne, hvor det iltes. Den venstre side (venstre forkammer og venstre hjertekammer) modtager det iltede blod og pumper det rundt i kroppen.

b. Hjerterytme: Dette reguleres af hjertets elektriske ledningssystem. Sino-atrialknuden, der er placeret i højre forkammer, genererer elektriske impulser, der udløser sammentrækning af forkamrene, efterfulgt af hjertekamrene.

c. Udveksling af ilt og næringsstoffer : Hjertet sikrer blodcirkulationen i hele kroppen, så der kan udveksles ilt, næringsstoffer og affaldsstoffer mellem blodet og vævene.

Kort sagt er hjertet en kompleks, men effektiv struktur, der sikrer kroppens overlevelse ved at opretholde en konstant blodcirkulation. Dets sundhed og korrekte funktion er afgørende for ethvert menneskes liv.

Større hjertesygdomme: angina pectoris, hjertesvigt, hjerteanfald.

Det kardiovaskulære system er afgørende for et menneskes overlevelse og velbefindende. Men det kan blive påvirket af en række sygdomme, der kan kompromittere dets funktion. Her er tre af de vigtigste hjertesygdomme, deres årsager, symptomer og behandlinger.

<u>1. Angina pectoris (eller angina)</u>

a. Definition: Smerte eller ubehag i brystet, som regel forårsaget af nedsat ilttilførsel til hjertemusklen på grund af obstruktion eller krampe i kranspulsårerne.

b. Symptomer :

- Brystsmerter, der ofte beskrives som trykken eller stramhed.
- Smerten kan stråle ud i arm, kæbe, nakke eller ryg.
- Åndenød.
- Kvalme, svedtendens.

c. Årsager :
- Aterosklerose (forsnævring af kranspulsårerne på grund af plakaflejringer).
- Koronar spasme.

d. Behandling :
- Vasodilaterende lægemidler som nitroglycerin.
- Betablokkere eller calciumkanalblokkere.
- Procedurer som angioplastik for at åbne blokerede arterier.

2. Hjertesvigt

a. Definition: En tilstand, hvor hjertet ikke er i stand til at pumpe blod effektivt nok til at opfylde kroppens behov.

b. Symptomer :
- Åndenød (i hvile eller ved anstrengelse).
- Træthed.
- Ødemer (hævelser) i ben, ankler og fødder.
- Uregelmæssig hjerterytme.
- Øget behov for at tisse om natten.

c. Årsager :
- Myokardieinfarkt.
- Højt blodtryk.
- Hjerteklapsygdomme.
- Kardiomyopatier (sygdomme i hjertemusklen).

d. Behandling :
- Medicin som diuretika, betablokkere, angiotensin-konverterende enzym (ACE)-hæmmere eller angiotensin II-receptorantagonister.
- Saltfattig kost.
- Moderat motion.
- Implanterbart udstyr eller kirurgi i alvorlige tilfælde.

<u>3. Myokardieinfarkt (hjerteanfald)</u>
a. Definition: Et hjerteanfald opstår, når et segment af hjertemusklen ikke længere får tilstrækkelig ilt på grund af en okklusion af en koronararterie, hvilket resulterer i, at dette segment dør.

b. Symptomer :
* Intens smerte i midten af brystet.
* Smerten stråler ud i armen, kæben eller ryggen.
* Åndenød.
* Kvalme, opkastning.
* Svedende.
* Bleghed.

c. Årsager :
* Aterosklerose.
* Koronar trombose (blodprop i en koronararterie).
* Koronar spasme.

d. Behandling :
* Trombolytika til opløsning af blodpropper.
* Akut angioplastik.
* Koronar bypass.
* Medicin til at reducere risikofaktorer og forebygge et nyt hjerteanfald.

Det er afgørende at genkende symptomerne på disse tilstande så tidligt som muligt og at konsultere en læge med det samme. Forebyggelse, gennem en sund livsstil og håndtering af risikofaktorer, er stadig den bedste tilgang til hjertesygdomme.

De vigtigste symptomer at genkende.

Hjerte-kar-sygdomme kan give en række symptomer, nogle subtile og andre mere åbenlyse. Det er afgørende at genkende disse tidlige tegn, da hurtig indgriben kan betyde forskellen mellem liv og død, eller mellem fuld helbredelse og permanent skade. Her er de vigtigste symptomer på hjertesygdomme, som man skal holde øje med:

- Brystsmerter (angina) :
    - Kan føles som tryk, tæthed, brændende fornemmelse eller tyngde i brystet.
    - Kan udløses af fysisk anstrengelse eller en stressende situation og lindres ofte af hvile eller nitroglycerin.
- Udstrålende smerter :
    - Smerterne kan sprede sig fra brystet til skuldre, arme (ofte venstre arm), nakke, kæbe, ryg eller mave.
- Åndenød :
    - Vejrtrækningsbesvær eller en følelse af at løbe tør for luft, især når man anstrenger sig eller ligger ned.
    - Kan være forbundet med hjertesvigt eller andre hjertesygdomme.
- Ødem :
    - Hævelse af fødder, ankler, ben eller mave forårsaget af ophobning af væske, ofte forbundet med hjertesvigt.
- Træthed :
    - En følelse af konstant svaghed eller udmattelse, som ikke kan forklares med overaktivitet eller andre årsager.
- Hjertebanken :
    - Fornemmelse af, at hjertet slår for hurtigt, springer slag over eller slår uregelmæssigt.
- Synkope eller svimmelhed :
    - Bevidstløshed eller svimmelhed, nogle gange på grund af uregelmæssig hjerterytme eller andre hjerteproblemer.
- Koldsved :
    - Overdreven svedtendens uden synlig årsag, især hvis den ledsages af andre hjertesymptomer.

- Kvalme, opkastning eller fordøjelsesbesvær:
  - Disse symptomer, især hvis de er forbundet med brystsmerter, kan indikere et hjerteanfald.
- Øget behov for at tisse om natten:
- En hyppigere vandladning om natten kan være et tegn på hjertesvigt.
- Vedvarende hoste eller hvæsende vejrtrækning:
- En hoste, der producerer et hvidt eller lyserødt skum, kan være et tegn på hjertesvigt.

Det er vigtigt at bemærke, at alle disse symptomer ikke nødvendigvis betyder, at en person har en hjertesygdom, men hvis de er nye, usædvanlige eller forværres, er det vigtigt at konsultere en sundhedsfaglig person. Derudover kan nogle mennesker, især kvinder, ældre og diabetikere, have atypiske eller subtile symptomer på hjertesygdom.

Kapitel 2

DET DAGLIGE LIV FOR DEN KARDIOLOGISKE SYGEPLEJERSKE

Vigtigheden af observation og lyttefærdigheder.

Observation og lytning er to grundlæggende færdigheder for alt sundhedspersonale, også dem, der arbejder inden for kardiologi. Disse færdigheder spiller en afgørende rolle i diagnosticeringen, behandlingen og den overordnede håndtering af patienten. Her er grunden til, at de er så afgørende:

1. Etablering af et tillidsforhold
- **Aktiv lytning**: Det giver patienten en følelse af at blive hørt og forstået. Det skaber tillid mellem plejepersonalet og patienten, hvilket er afgørende for en åben og ærlig kommunikation.
- **Omhyggelig observation**: Dette gør det muligt for sundhedspersonalet at opdage nonverbale tegn på stress eller ubehag, som patienten måske ikke udtrykker verbalt.

2. Diagnostisk nøjagtighed
- **Indsamling af information**: Ved at lytte omhyggeligt til patientens sygehistorie, symptomer og bekymringer kan den professionelle indsamle vigtig information til at stille en præcis diagnose.
- **Opdage subtile symptomer**: Observation giver dig mulighed for at genkende symptomer, der kan gå ubemærket hen under en fysisk undersøgelse, såsom bleghed, cyanose (blåfarvning af huden) eller subtilt ødem.

3. Planlægning af behandling
- **Forståelse af patientens behov og præferencer**: At lytte hjælper os med at forstå patientens bekymringer, behov og præferencer, hvilket gør det lettere at planlægge en skræddersyet, personlig behandling.

- **Vurdering af compliance**: Ved at observere patientens adfærd og lytte til deres feedback kan sundhedspersonalet vurdere, i hvilket omfang patienten følger og overholder den ordinerede behandling.

4. Tidlig opdagelse af komplikationer
- **Kontinuerlig overvågning**: Omhyggelig observation kan hjælpe med at opdage ændringer i patientens tilstand, så der kan gribes tidligt ind i tilfælde af komplikationer.
- **Feedback fra patienterne**: Patienter kan udtrykke symptomer eller bekymringer, som de ikke ville have nævnt under den første undersøgelse. Aktiv lytning kan hjælpe med at identificere disse problemer, før de bliver alvorlige.

5. Patientuddannelse og -bevidsthed
- **Forståelse af patientens bekymringer**: Aktiv lytning hjælper med at identificere områder, hvor patienten kan have brug for mere information eller støtte.
- **Observation af reaktioner**: Ved at observere, hvordan en patient reagerer på bestemte oplysninger, kan sundhedspersonalet tilpasse sin pædagogiske tilgang, så den opfylder patientens specifikke behov.

At observere og lytte er mere end bare kommunikationsevner. I den kardiologiske verden, som i andre medicinske områder, er de afgørende for at yde patientcentreret pleje, der er effektiv og skræddersyet til hver enkelt person.

Håndtering af nødsituationer.

Hjertesituationer er blandt de mest kritiske medicinske situationer, der kræver hurtig, effektiv og velkoordineret indgriben. Korrekt håndtering af nødsituationer kan gøre forskellen mellem liv og død, fuld helbredelse og permanente følger. Her er, hvordan disse nødsituationer generelt håndteres:

1. Genkendelse og indledende vurdering:
a. Nødsortering:
* Så snart patienten ankommer, foretages der en hurtig vurdering for at fastslå, hvor alvorlig situationen er.

b. Vital vurdering:
* Kontrol af vitale tegn (blodtryk, puls, åndedræt, temperatur).
* EKG-overvågning for at identificere unormal hjerterytme.

c. Hurtig afhøring:
* Indsaml oplysninger om aktuelle symptomer, sygehistorie, medicin og allergier.

2. Stabilisering:
a. Adgangsveje:
* Anlæggelse af en perifer venekanyle til administration af medicin og væske.

b. Iltbehandling:
* Tilførsel af ilt via en maske eller nasal kanyle for at øge iltmætningen.

c. Medicinering:
* Administration af lægemidler til smertelindring, stabilisering af hjerterytmen eller udvidelse af kranspulsårerne.

3. Diagnose:
a. Elektrokardiogram (EKG):
* Vigtig til diagnosticering af myokardieinfarkt og andre rytmeforstyrrelser.

b. Blodprøver:
* Test for hjertemarkører (såsom troponin) for at identificere skader på hjertemusklen.

c. Røntgen af brystkassen:
  * Kan udføres for at udelukke andre årsager til brystsmerter, f.eks. pneumothorax.
d. Ultralyd af hjertet:
  * At vurdere hjertets funktion og identificere eventuelle strukturelle abnormiteter.

4. Intervention:
a. Hjerte-lunge-genoplivning (HLR):
  * I tilfælde af hjertestop.
b. Defibrillering:
  * Brug af en defibrillator i tilfælde af dødelig hjerterytme.
c. Angioplastik og stenting:
  * I tilfælde af myokardieinfarkt, for at genoprette blodgennemstrømningen i blokerede arterier.
d. Kirurgi:
  * Såsom koronar bypass-kirurgi i situationer, hvor flere arterier er blokeret, eller hvis andre metoder ikke er egnede.

5. Overvågning og genopretning:
a. Intensiv afdeling (ICU):
  * Patienter med hjertestop kan blive indlagt på intensivafdelingen til tæt, kontinuerlig overvågning.
b. Medicin:
  * Der kan ordineres medicin til at forebygge andre hjertehændelser, forbedre hjertefunktionen og behandle risikofaktorer.
c. Hjerterehabilitering:
  * Superviseret program, der hjælper patienterne med at vende tilbage til deres tidligere aktivitetsniveau.

6. Uddannelse og forebyggelse:
  * Patienterne får information om livsstilsændringer, indtagelse af medicin, genkendelse af symptomer og behovet for regelmæssig overvågning.

Håndtering af hjertestop kræver et tæt samarbejde mellem en række specialister, herunder hjertelæger, hjertekirurger, specialsygeplejersker, teknikere og mange andre. Hurtig og konsekvent behandling baseret på gennemprøvede protokoller er afgørende for at sikre den bedste chance for overlevelse og bedring for patienten.

Overvågning af stabiliserede patienter: teknikker og tips.

Opfølgning af patienter, der er stabiliseret efter en hjertehændelse, er afgørende for at sikre fuld helbredelse, forebygge yderligere hændelser og håndtere underliggende risikofaktorer. Her er nogle teknikker og tips til effektiv opfølgning:

1. Planlægning af regelmæssige besøg :
   - **Hyppighed af aftaler:** Hyppigheden af opfølgninger afhænger af hjertesygdommens sværhedsgrad og kardiologens anbefalinger. De første besøg kan være hyppigere og blive mindre hyppige med tiden.

2. Medicinsk overvågning :
   - **Regelmæssig EKG-kontrol:** For at overvåge eventuelle uregelmæssigheder i hjerterytmen.
   - **Ekkokardiografi:** Dette bruges til at overvåge hjertets funktion og struktur.
   - **Blodprøver:** Disse er nyttige til overvågning af lipider, blodsukker, nyre- og leverfunktion og andre relevante indikatorer.

3. Medicinhåndtering :
   - **Pilleæsker:** De hjælper patienterne med at huske deres daglige medicin.
   - **Før en medicindagbog:** Det kan hjælpe med at overvåge bivirkninger eller identificere medicin, der skal justeres.

- **Regelmæssig konsultation med en farmaceut:** For at gennemgå medicin, diskutere mulige interaktioner og optimere medicineringen.

4. Patientuddannelse:
  - **Tilvejebring skriftlige ressourcer:** Brochurer, bøger og andre ressourcer kan hjælpe patienter med at forstå deres tilstand.
  - **Støttegrupper:** De kan give plads til at dele erfaringer og lære af andre patienter.

5. Opmuntring til en sund livsstil :
  - **Kostovervågning:** Tilskynd til konsultationer med en diætist for at udarbejde en passende kostplan.
  - **Hjerterehabiliteringsprogrammer:** Disse kombinerer fysisk træning, uddannelse og støtte for at forbedre hjertesundheden.
  - **Opmuntre folk til at holde op med at ryge:** Tilbyd ressourcer og støtte til folk, der ønsker at holde op med at ryge.

6. Kommunikation :
  - **Åbne kommunikationslinjer:** Sørg for, at patienten ved, hvordan og hvornår de skal kontakte dig, hvis de har symptomer eller bekymringer.
  - **Brug af teknologi:** Applikationer eller patientportaler kan hjælpe med overvågning, aftaleplanlægning og kommunikation.

7. Psykologisk vurdering :
  - **Monitorering af mental sundhed:** Hjertehændelser kan have en følelsesmæssig indvirkning. Regelmæssig vurdering af humør og følelsesmæssigt velbefindende er afgørende.
  - **Henvisning til en psykolog eller psykiater:** Til dem, der har brug for ekstra hjælp til at håndtere stress, depression eller angst.

8. Inddragelse af familien:

- **Familieuddannelse: At** hjælpe familiemedlemmer med at forstå patientens tilstand og behov.
- **Involver plejepersonalet:** Hvis patienten har en plejer, så inddrag dem i beslutninger og plejeplaner.

Tip: Det er vigtigt at tilpasse overvågningen til den enkelte patient. Nogle kan have brug for mere støtte, mens andre kan være mere uafhængige. Hemmeligheden bag succes ligger i åben kommunikation, løbende uddannelse og tæt samarbejde mellem patienten, familien og det medicinske team.

Kapitel 3

TEKNIKKER OG KARDIOLOGISKE PROCEDURER

Elektrokardiogram :
retning og fortolkning.

Elektrokardiogrammet (EKG) er et vigtigt diagnostisk værktøj inden for kardiologi, som registrerer hjertets elektriske aktivitet over en periode. Det kræver specifik træning at udføre og fortolke, men her er en forenklet oversigt, der kan hjælpe dig med at forstå det bedre.

1. Udførelse af EKG
a. Forberedelse af patienten :
- Patienten skal ligge behageligt, normalt liggende.
- Huden renses for at sikre god ledning.

b. Placering af elektroder :
- Der placeres 12 elektroder på patientens torso, arme og ben.
- Disse elektroder registrerer de elektriske impulser, der genereres af hjertet.

c. Registrering :
- Patienten skal ligge stille under optagelsen.
- EKG'et registrerer elektrisk aktivitet på millimeterpapir eller en digital skærm.

2. EKG-fortolkning
a. Forståelse af bølger :
- **P-bølge:** Repræsenterer depolarisering af forkamrene (sammentrækning).
- **QRS-kompleks:** Repræsenterer depolariseringen af ventriklerne.
- **T-bølge:** Svarer til repolariseringen af ventriklerne (afslapning).

b. Hjertefrekvens :
- Ved at tælle antallet af QRS-komplekser over en periode på 10 sekunder og gange med 6, får vi hjertefrekvensen pr. minut.

c. Rytmeanalyse :
* Det regelmæssige interval mellem QRS-komplekserne indikerer en regelmæssig hjerterytme.
* Hvis dette ikke er tilfældet, er rytmen uregelmæssig.

d. Identifikation af anomalier :
* **Infarkt:** Kan antydes af specifikke forhøjelser eller sænkninger af ST-segmentet.
* **Ventrikelhypertrofi:** Ændrer bølgernes form og amplitude.
* **Rytmeforstyrrelser: f**.eks. atrieflimren, ventrikulær takykardi osv.

e. PR- og QT-interval:
* Måling fra starten af P-bølgen til starten af QRS-komplekset (PR) og fra starten af QRS-komplekset til slutningen af T-bølgen (QT).
* Disse intervaller kan indikere abnormiteter i den elektriske ledning.

3. Klinisk betydning
EKG'et kan hjælpe med at diagnosticere forskellige tilstande, som f.eks:
* Myokardieiskæmi eller -infarkt.
* Hjerterytmeforstyrrelser.
* Ventrikel- eller atriehypertrofi.
* Elektrolyt-abnormiteter.
* Bivirkninger af medicin.

4. Begrænsninger
* Selvom EKG'et er et værdifuldt værktøj, er det ikke sikkert, at det opfanger periodiske abnormiteter. Andre tests, såsom Holter-monitor (24-timers EKG), kan være nødvendige.
* EKG'et giver et øjebliksbillede. Det skal fortolkes i sammenhæng med patientens symptomer og andre tests.

EKG er et grundlæggende element i hjertediagnostik. Dets korrekte udførelse og nøjagtige fortolkning er afgørende for at kunne yde kvalitetspleje til patienter med hjertesygdomme. Grundig træning er afgørende for sundhedspersonale, der bruger dette værktøj.

Postoperativ pleje : efter en hjerteoperation, angioplastik osv.

Post-interventionsfasen er afgørende for en patients helbredelse efter en hjertekirurgi. Korrekt behandling kan forebygge komplikationer, fremme hurtig bedring og sikre effektiv rehabilitering.

1. Pleje efter hjertekirurgi (f.eks. koronar bypass-kirurgi)
a. Umiddelbar overvågning :
- Kontinuerlig overvågning af vitale tegn (blodtryk, puls, iltmætning).
- EKG-overvågning for at opdage rytmeforstyrrelser.
- Smertebehandling.

b. Håndtering af dræn og sonder :
- Overvågning og tømning af thoraxdræn.
- Kontrol af urinvejskateteret.

c. Tidlig mobilisering :
- Tilskynd patienten til at sidde op og derefter gradvist til at gå.
- Åndedrætsøvelser til forebyggelse af lungekomplikationer.

d. Uddannelse :
- Rådgivning om sårhygiejne.
- Smerte- og medicinhåndtering.

2. Pleje efter koronar angioplastik (med eller uden stent)
a. Overvågning af indsættelsespunktet :
- Tjek regelmæssigt for blødninger eller hæmatomer.
- Sørg for korrekt kompression.

b. Sengeleje :
* Patienten skal blive liggende i en bestemt periode, især hvis angioplastikken er blevet udført via lårbensarterien.
c. Hydrering :
* Tilskynd patienten til at drikke for at fjerne det kontrastmiddel, der blev brugt under indgrebet.
d. Uddannelse :
* Informer om tegn på infektion eller komplikationer.
* Forklar, hvor vigtigt det er at tage blodpladehæmmende medicin.

3. Komplikationer, man skal være opmærksom på
a. Hjertekomplikationer :
* Arytmier.
* Iskæmi eller infarkt.
b. Lungekomplikationer :
* Atelektase, lungebetændelse, pleuraeffusion.
c. Komplikationer relateret til såret/incisionen :
* Infektion.
* Blødning.
* Hæmatom.
d. Andre komplikationer :
* Nyreinsufficiens på grund af kontrastmidlet.
* Slagtilfælde eller forbigående iskæmisk anfald (TIA).

4. Rehabilitering
a. Fysioterapi :
* Øvelser, der styrker hjertemusklen og forbedrer udholdenheden.
b. Ernæring :
* Konsultation med en diætist om en passende kost.
c. Følelsesmæssig støtte :
* Mange patienter oplever følelser af depression eller angst efter en hjerteoperation. Psykologisk støtte kan være gavnlig.

d. Uddannelse til en sund livsstil :
* Opfordre folk til at holde op med at ryge, dyrke regelmæssig motion og spise en afbalanceret kost.

Post-interventionel behandling inden for kardiologi er multidimensionel og kræver tæt klinisk overvågning, passende medicinske indgreb, følelsesmæssig støtte og målrettet patientuddannelse. Tværfagligt samarbejde er nøglen til at sikre optimal bedring.

Genoplivningsteknikker kardiopulmonal.

Hjerte-lunge-redning (HLR) er en livsvigtig teknik, der bruges til at redde livet på en person, der er holdt op med at trække vejret, og/eller hvis hjerte er holdt op med at slå. Her er en oversigt over de trin og teknikker, der er involveret i HLR, selvom praktisk træning af fagfolk er afgørende for at tilegne sig disse færdigheder.

1. Genkendelse af hjertestop

a. Hurtig vurdering af bevidsthed :
* Ryst forsigtigt personen, og råb for at tjekke, om vedkommende er ved bevidsthed.

b. Tjek din vejrtrækning:
* Hvis personen ikke trækker vejret eller trækker vejret unormalt (f.eks. gisper), skal du starte HLR.

2. Nødopkald

a. Alarmér alarmcentralen:
* Hvis du er alene, skal du hurtigt ringe til alarmcentralen, før du begynder på HLR.
* Hvis der er andre til stede, så bed en af dem om at gøre det.

38

3. Genoplivning
a. Kompression af brystkassen:
- Knæl ned ved siden af personen.
- Placer hælen på din hånd midt på brystet, derefter den anden hånd ovenpå, og flet fingrene.
- Giv faste, hurtige kompressioner til en dybde på mindst 5 cm (for en voksen) med en hastighed på mindst 100-120 kompressioner pr. minut.

b. Ventilation (hvis du er uddannet til det) :
- Giv 2 indblæsninger efter 30 kompressioner.
- Vip personens hoved tilbage, løft hagen, knib næsen sammen, og pust luft ind i munden, indtil brystkassen hæver sig.

c. Fortsættelse :
- Fortsæt 30:2-cyklussen, indtil hjælpen når frem, offeret trækker vejret normalt igen, eller redderen er udmattet.

4. Defibrillering
a. Brug af en automatiseret ekstern defibrillator (AED):
- Hvis der er en AED til rådighed, skal du åbne den og følge de mundtlige eller visuelle instruktioner.
- Anbring elektroderne som angivet, sørg for, at ingen rører ved offeret, og tryk derefter på stødknappen, hvis AED'en anbefaler det.

5. Post-RCP
a. Hvis patienten kommer til bevidsthed igen :
- Anbring patienten i den laterale sikkerhedsstilling.
- Tjek din vejrtrækning regelmæssigt.
- Bliv hos personen, indtil der kommer hjælp.

b. Hvis patienten ikke kommer til bevidsthed igen :
- Fortsæt HLR, indtil hjælpen ankommer, eller personen er udmattet.

6. Vedligeholdelse af færdigheder og efteruddannelse

Det er vigtigt at deltage i regelmæssige HLR-træningskurser for at holde sine færdigheder ajour, især i lyset af de periodiske opdateringer af anbefalingerne.

HLR er en livsvigtig færdighed, der kan redde liv i tilfælde af hjertestop. Det kræver regelmæssig, praktisk træning, især i kompressions- og ventilationsteknikker og brugen af en AED. Anbefalinger kan variere mellem organisationer og regioner, så det er vigtigt at konsultere lokale retningslinjer og tage akkrediteret træning.

Kapitel 4

41

LÆGEMIDLER OG HJERTEBEHANDLINGER

De vigtigste klasser af lægemidler: betablokkere, antikoagulantia, statiner.

Hver klasse af lægemidler har en specifik virkning på det kardiovaskulære system. De spiller en afgørende rolle i behandlingen og forebyggelsen af hjerte-kar-sygdomme. Her er en præsentation af de tre nævnte klasser:

1. Betablokkere

a. Virkningsmekanisme :
- Betablokkere hæmmer beta-adrenerge receptorer, hvilket reducerer hjertefrekvensen og hjertets sammentrækningskraft og dermed myokardiets behov for ilt.

b. Vigtigste indikationer :
- Hypertension.
- Angina pectoris.
- Hjertesvigt.
- Efter myokardieinfarkt.
- Arytmier.

c. Eksempler på medicin:
- Atenolol.
- Bisoprolol.
- Propranolol.
- Metoprolol.

d. Almindelige bivirkninger :
- Træthed.
- Bradykardi (langsom hjerterytme).
- Blodtrykket falder, når man bevæger sig op i stående stilling.
- Søvnbesvær, mareridt.
- Kolde ekstremiteter.

2. Antikoagulantia
a. Virkningsmekanisme :
  • Antikoagulantia forhindrer blodpropper ved at gribe ind i koagulationskaskaden og derved reducere risikoen for, at der dannes blodpropper.
b. Vigtigste indikationer :
  • Atrieflimren.
  • Dyb venetrombose.
  • Lungeemboli.
  • Forebyggelse af trombose efter visse kirurgiske indgreb (f.eks. udskiftning af hjerteklapper).
c. Eksempler på lægemidler:
  • Warfarin (Coumadin).
  • Heparin.
  • Rivaroxaban (Xarelto).
  • Apixaban (Eliquis).
d. Almindelige bivirkninger :
  • Blødning.
  • Hæmatomer.
  • Gastrointestinal blødning.
  • Anæmi.

3. Statiner
a. Virkningsmekanisme :
  • Statiner hæmmer et enzym, der er afgørende for leverens produktion af kolesterol, og reducerer derved niveauet af LDL ("dårligt") kolesterol i blodet.
b. Vigtigste indikationer :
  • Hyperkolesterolæmi.
  • Forebyggelse af kardiovaskulære hændelser hos højrisikopatienter.
c. Eksempler på lægemidler:
  • Atorvastatin (Lipitor).
  • Simvastatin (Zocor).
  • Rosuvastatin (Crestor).
  • Pravastatin (Pravachol).
d. Almindelige bivirkninger :
  • Muskelsmerter.

- Forhøjede leverenzymer.
- Fordøjelsesproblemer.
- Risiko for diabetes (sjælden).
-

Disse lægemidler spiller en vigtig rolle i behandlingen af hjerte-kar-sygdomme. Men deres administration kræver omhyggelig overvågning på grund af deres potentielle bivirkninger og mulige lægemiddelinteraktioner. Effektiv kommunikation mellem patient, sygeplejerske og læge er afgørende for at sikre en sikker og effektiv brug af disse lægemidler.

Administration og tilsyn
Bivirkninger.

Administration af lægemidler og overvågning af deres bivirkninger er kernen i den kardiologiske sygeplejerskes rolle. Sikker administration kræver et indgående kendskab til hvert enkelt lægemiddel, mens overvågning gør det muligt at identificere og mindske risici for patienten.

<u>1. Principper for sikker administration af lægemidler</u>
a. De fem rigtige krydser :
- Den rigtige patient: Tjek altid navn og fødselsdato.
- Den rigtige medicin: Sørg for, at den medicin, der ordineres, også er den, der administreres.
- Den rigtige dosis: Tjek den ordinerede dosis, og sammenlign den med den, du rent faktisk giver.
- Den rigtige vej: Oral, intravenøs, subkutan osv.
- Det rigtige tidspunkt: Overhold det foreskrevne interval mellem doserne.
b. Administrationsteknik :
- Sørg for sterilitet under intravenøs administration.
- Tjek for kendte kontraindikationer eller allergier.
- Fortæl altid patienten, hvad du administrerer.

2. <u>Overvågning af bivirkninger</u>
a. Fælles observationer :
- Tag regelmæssige livstegn.
- Hold øje med blødninger eller hæmatomer, især med antikoagulantia.
- Tjek niveauet af smerte og ubehag.
- Lyt til patientens bekymringer og feedback.

b. Biologiske test :
- For nogle lægemidler kan det være nødvendigt med regelmæssige blodprøver, f.eks. for at overvåge effektiviteten af antikoagulantia eller for at kontrollere leverfunktionen med visse statiner.

c. Identifikation af bivirkninger :
- Betablokkere kan f.eks. forårsage bradykardi. Hvis patienten melder om ekstrem træthed eller svimmelhed, kan det være tegn på en for langsom hjerterytme.
- Som nævnt ovenfor kan statiner forårsage muskelsmerter.

d. Reaktion på bivirkninger :
- Det kan være alt fra simpel overvågning til at stoppe medicinen, ændre dosis eller skifte til et andet lægemiddel. Informer altid din læge om eventuelle bivirkninger, du bemærker.

e. Patientuddannelse :
- Informer patienterne om potentielle bivirkninger, så de kan genkende dem og rapportere eventuelle problemer.
- Giv skriftlig information, når det er muligt, så patienten kan henvise til den på et senere tidspunkt.

Korrekt administration af medicin og overvågning af bivirkninger er afgørende for patientsikkerheden. Sygeplejersken spiller en central rolle i dette, idet hun fungerer som mellemled mellem læge og patient og sikrer, at behandlingen er så effektiv og sikker som muligt. Åben kommunikation med patienten, uddannelse og omhyggelig observation er nøglen til denne mission.

Vigtigheden af patientuddannelse.

Patientuddannelse er en grundlæggende del af sygeplejen. Inden for kardiologi, hvor patienterne ofte står over for livsstilsændringer, langvarig medicinering og regelmæssig overvågning, er aktiv patientforståelse og -deltagelse afgørende for en vellykket behandling.

1. Central rolle i forebyggelse og behandling
a. Forståelse af sygdommen :
- Informerede patienter har en bedre forståelse af deres tilstand, hvilket hjælper dem med at acceptere og følge medicinske anbefalinger.
b. Selvledelse :
- Uddannede patienter er bedre rustet til selv at håndtere deres tilstand, især ved at genkende symptomer og forstå vigtigheden af at følge behandlingen.

2. Overholdelse af behandling
a. Vigtigheden af medicinering :
- En informeret patient forstår, hvorfor et lægemiddel ordineres, dets fordele, dets potentielle bivirkninger og behovet for at tage det regelmæssigt.
b. Vigtigheden af medicinsk opfølgning :
- Uddannelse kan understrege vigtigheden af regelmæssige besøg hos lægen eller opfølgende tests for at overvåge sygdommens udvikling eller behandlingens effektivitet.

3. Ændringer i livsstil
a. Spisevaner :
- Råd om en hjertesund kost kan hjælpe med at reducere risikofaktorer.
b. Øvelse :
- Informerede patienter forstår vigtigheden af fysisk aktivitet, der er tilpasset deres tilstand.

c. Rygestop og mådehold med alkohol:
  * Uddannelse fremhæver farerne ved visse vaner, og hvordan de forværrer hjertesygdomme.

4. Reducering af angst og styrkelse af selvtillid
a. Aktiv deltagelse i behandlingen :
  * Patienter, der forstår deres tilstand og behandling, er ofte mindre ængstelige og føler sig mere i kontrol.
b. Åben kommunikation :
  * Uddannelse opmuntrer til dialog mellem patienter og sundhedspersonale, hvilket styrker den gensidige tillid.

5. Forberedelse til udskrivelse og opfølgning
a. Selvforvaltning i hjemmet :
  * Uddannelse forbereder patienterne på at håndtere deres tilstand, når de er blevet udskrevet fra hospitalet, og understreger vigtigheden af daglige rutiner, medicinering og eventuelle advarselstegn.
b. Betydningen af støttegrupper :
  * Patienter kan informeres om eksistensen af støttegrupper eller samfundsressourcer, der kan hjælpe dem på deres rejse.
  *

Patientuddannelse er ikke blot formidling af information; det er en proces, der giver patienterne mulighed for at tage ansvar for deres helbred, arbejde tæt sammen med deres lægeteam og forbedre deres livskvalitet. Inden for kardiologi, hvor sygdommen ofte er kronisk, spiller uddannelse en afgørende rolle for at fremme en sund livsstil og reducere genindlæggelser og komplikationer.

Kapitel 5

49

KOMMUNIKATION MED HJERTEPATIENTEN

Annoncering af en diagnose : teknikker og anbefalinger.

At annoncere en diagnose, især i tilfælde af en alvorlig eller kronisk tilstand, er en delikat og afgørende fase i det terapeutiske forhold. Den måde, hvorpå denne information formidles, kan have en varig indvirkning på patientens opfattelse af sin sygdom, hans tillid til lægeteamet og hans evne til at forpligte sig til sin behandling. Her er nogle teknikker og anbefalinger til denne delikate fase:

1. Forberedelse til annoncering
a. Valg af tid og sted :
- Sørg for, at omgivelserne er private og rolige, uden distraktioner eller afbrydelser.
- Det valgte tidspunkt skal være befordrende for en dybtgående diskussion.

b. Saml alle de nødvendige oplysninger:
- Vær forberedt på at give detaljer om diagnosen, prognosen og de næste skridt.

c. Tilstedeværelse af støtte :
- Foreslå, at patienten ledsages af en person, der står ham/hende nær, som følelsesmæssig støtte og for at hjælpe ham/hende med at fastholde og forstå informationen.

2. Reklameteknik
a. Start med en introduktion:
- "Jeg har dine testresultater og vil gerne diskutere dem med dig." Det slår tonen an og forbereder patienten.

b. Klart og enkelt sprog:
- Undgå medicinsk jargon. Brug termer, som patienten kan forstå, men vær præcis og ærlig.

c. Tjek patientens forståelse:
- Stil åbne spørgsmål som "Hvad forstår du ved det, jeg lige har sagt?".

d. Gennemgå behandlingsmulighederne:
- Giv et overblik over de næste skridt, mulige behandlinger og deres konsekvenser.

e. Tag højde for den følelsesmæssige reaktion:
- Vær empatisk. Anerkend patientens følelser: "Jeg kan godt forstå, at det er oprivende for dig."

3. Efter annonceringen

a. Giv patienten mulighed for at stille spørgsmål:
- Sørg for, at de har tid nok til at stille spørgsmål og udtrykke deres bekymringer.

b. Sørg for ressourcer:
- Tilbyd brochurer, pålidelige hjemmesider og andre uddannelsesmæssige ressourcer relateret til diagnosen.

c. Foreslå en opfølgning:
- Planlæg en ny konsultation for at diskutere detaljerne, behandlingsmulighederne og besvare eventuelle nye spørgsmål.

d. Tilskynd til følelsesmæssig støtte:
- Foreslå støttegrupper, terapier eller fagfolk, der er specialiserede i følelsesmæssig støtte til dem, der har fået diagnosen.

4. Generelle anbefalinger

a. Kommunikationstræning :
- Sundhedspersonale kan modtage specifik træning i, hvordan man kommunikerer svære nyheder.

b. Egenomsorg :
- At annoncere en diagnose kan også være følelsesmæssigt svært for fagfolk. Tag dig tid til at håndtere dine egne følelser, og søg støtte, hvis det er nødvendigt.

At annoncere en diagnose er et af de vigtigste og mest følsomme ansvarsområder for sundhedspersonale. Effektiv kommunikation, præget af medfølelse og respekt, kan hjælpe med at etablere et solidt terapeutisk forhold og guide patienten gennem de kommende udfordringer.

Terapeutisk uddannelse: at give nøglen til forebyggelse for patienter.

Terapeutisk uddannelse er en patientcentreret tilgang, der har til formål at give patienterne færdigheder, viden og selvtillid til at håndtere deres sygdom proaktivt. Inden for kardiologi, hvor livsstilsændringer spiller en afgørende rolle for at forebygge komplikationer og håndtere symptomer, er terapeutisk uddannelse en hjørnesten i behandlingen.

1. Hvad er terapeutisk uddannelse?
a. Definition :
* En struktureret tilgang til at informere, uddanne og støtte patienter om deres sygdom, behandling og forebyggelse.
b. Målsætninger:
* Forbedre patienternes forståelse af deres sygdom.
* Styrkelse af patientens autonomi i den daglige håndtering.
* Fremme bedre overholdelse af behandlingen.

2. Oplyse folk om sygdommen
a. Forståelse af hjertesygdomme :
* Forklaring af patofysiologi, symptomer og potentielle komplikationer.
b. Forbundne risici :
* Information om risikofaktorer som forhøjet blodtryk, diabetes, rygning osv.
c. Prognose :
* Giv et realistisk perspektiv på forventningerne til udvikling og behandling.

3. Fremme af en sund livsstil

a. En afbalanceret kost :
- Vigtigheden af en kost med lavt indhold af salt, mættet fedt og sukker.
- Øge bevidstheden om fordelene ved middelhavs- eller DASH-kost for hjertesundheden.

b. Fysisk træning :
- Vigtigheden af regelmæssig aktivitet tilpasset patientens tilstand.
- Giv retningslinjer for hyppighed, intensitet, type og varighed.

c. Undgå giftstoffer:
- Opfordre folk til at holde op med at ryge.
- Oplys folk om et moderat alkoholforbrug.

d. Stresshåndtering :
- Afslapnings-, meditations- og stresshåndteringsteknikker til at reducere blodtrykket og forbedre hjertesundheden.

4. Håndtering af medicin

a. Forståelse af behandling :
- Forklar de enkelte lægemidlers rolle, deres potentielle bivirkninger og deres betydning.

b. Overholdelse af behandlingen:
- Teknikker til at sikre regelmæssig indtagelse: pilleæsker, alarmer, rutiner.

5. Selvhåndtering af symptomer

a. Genkendelse af symptomer :
- Oplys patienterne om advarselstegn som åndenød eller brystsmerter.

b. Foranstaltninger, der skal træffes :
- Hvad skal man gøre, hvis symptomerne forværres, eller der opstår nye symptomer?

<u>6. Forpligtelse til medicinsk opfølgning</u>
a. Vigtigheden af udnævnelser :
- Øge bevidstheden om behovet for regelmæssige kontroller og opfølgende tests.
b. At føre sundhedsdagbog :
- Tilskynd patienterne til at føre dagbog over deres symptomer, kost, motion osv.

Terapeutisk uddannelse er en langsigtet investering i patienternes sundhed og velbefindende. Ved at give patienterne de værktøjer, de har brug for til at tage hånd om deres hjertesundhed, styrker vi deres aktive rolle i deres behandling, med varige fordele for deres livskvalitet og levetid.

At tage højde for den psykologiske dimension: håndtering af angst, stress og depression.

Den psykologiske dimension spiller en afgørende rolle i behandlingen af patienter med hjertesygdomme. Hjertesygdomme kan have en dybtgående indvirkning på en patients mentale velbefindende, ligesom angst, stress og depression kan påvirke hjertesundheden. Det er derfor vigtigt at integrere en global tilgang, der betragter mental sundhed som en uadskillelig del af hjerteplejen.

<u>1. De psykologiske konsekvenser af hjertesygdomme</u>
a. Chokket over diagnosen :
- Indledende følelser som benægtelse, frygt og usikkerhed.
b. Daglige bekymringer :
- Bekymring for symptomer, tilbagefald eller operation.
c. Konsekvenser for selvbilledet :
- Hvordan livsstilsændringer, fysiske begrænsninger eller ar kan påvirke selvværdet.

2. Identificering af tegn og symptomer

a. Symptomer på angst :
* Hjertebanken, overdreven svedtendens, rysten, åndenød.

b. Tegn på depression :
* Vedvarende tristhed, tab af interesse, ændringer i appetit eller vægt, træthed.

c. Kronisk stress :
* Muskelspændinger, hovedpine, irritabilitet, søvnløshed.

3. Angst- og stresshåndteringsteknikker

a. Afslapningsteknikker :
* Dyb vejrtrækning, meditation, guidet visualisering.

b. Kognitive og adfærdsmæssige terapier:
* Udfordre negative tanker, udvikle problemløsningsevner.

c. Fysisk aktivitet :
* Motion som et middel til at reducere stress og forbedre humøret.

d. Støttegrupper :
* At dele erfaringer med andre hjertepatienter, føle sig forstået og støttet.

4. Håndtering af depression

a. Individuel terapi :
* Arbejd med en terapeut for at udforske de underliggende årsager og udvikle mestringsstrategier.

b. Medicinering :
* Antidepressiva og deres rolle, potentielle bivirkninger.

c. Livsstilsinterventioner :
* Vigtigheden af tilstrækkelig søvn, en afbalanceret kost og positive sociale relationer.

5. Betydningen af støtte

a. Familie og venner:
* Deres rolle er at give følelsesmæssig støtte, opmuntring og hjælp til dagligdags opgaver.

b. Sundhedspersonale :
* Samarbejde med hjertelæger, psykologer, psykiatere og andre specialister.
c. Uddannelse og bevidstgørelse:
* Hjælp patienterne med at forstå sammenhængen mellem hjerte og mental sundhed.

6. Forebyggelse

a. Identificering af stressfaktorer :
* At genkende triggere og implementere strategier til at håndtere dem.
b. Wellness-rutine :
* Skab en daglig rutine, der omfatter tid til dig selv, afslapning, motion og fornøjelige aktiviteter.
c. Regelmæssig overvågning:
* Regelmæssige konsultationer med sundhedspersonale for at overvåge og behandle symptomer.

Det står klart, at den psykologiske dimension er grundlæggende for behandlingen af hjertesygdomme. Særlig opmærksomhed på patientens følelsesmæssige og mentale tilstand, samt at give de nødvendige værktøjer til at håndtere stress, angst og depression, er afgørende for at sikre fuld helbredelse og optimal livskvalitet.

Kapitel 6

ETISKE UDFORDRINGER OG PROFESSIONEL

Støtte ved livets afslutning i kardiologi.

Livets afslutning er en særlig følsom og følelsesladet tid for patienter med fremskreden hjertesygdom og deres familier. Støtte i denne fase kræver en omfattende tilgang, der er centreret om medfølelse, lytning og respekt for patientens valg, samtidig med at man sikrer den bedst mulige livskvalitet.

1. Genkendelse af tegn på uhelbredelig sygdom
a. Klinisk forværring :
- Tilbagevendende episoder af hjertesvigt, vedvarende dyspnø, ekstrem træthed.

b. Refraktære symptomer :
- Uophørlige brystsmerter, ødemer, der ikke kan behandles.

c. Funktionelle ændringer :
- Nedgang i daglige aktiviteter, øget afhængighed af plejepersonale.

2. Kommunikation om livets afslutning
a. Gå hen til emnet:
- Hvornår og hvordan man introducerer diskussionen.

b. Informere uden at fremmedgøre :
- At give klar, realistisk information med respekt for patienternes og de pårørendes følelser.

c. At tage hensyn til patientens ønsker:
- Forhåndsdirektiver, livstestamenter osv.

3. Håndtering af symptomer
a. Smertelindring :
- Brug af analgetika og opioider, hvis det er nødvendigt.

b. Behandling af dyspnø :
- Iltbehandling, medicin, afslapningsteknikker.

c. Andre symptomer :
- Behandling af ødemer, søvnløshed, angst osv.

4. Psykologisk og åndelig støtte
a. Følelsesmæssig støtte :
- Psykologisk støtte til patienter og deres familier.

b. Åndelig hjælp :
- Feltpræster, åndelige rådgivere, ritualer og religiøs praksis.

5. Etik og svære beslutninger
a. Begrænsning eller ophør af behandling :
- Diskussion om fortsættelse, begrænsning eller stop af invasive procedurer, medicinering osv.

b. Respektere patientens ønsker:
- Sikring af, at beslutninger afspejler patientens præferencer og værdier.

c. Terminal sedation :
- Anvendes i tilfælde af refraktære symptomer for at sikre patientens komfort.

6. Plejeteamets rolle
a. Teamwork :
- Samarbejde mellem hjertelæger, sygeplejersker, socialrådgivere, psykologer osv.

b. At passe på sig selv :
- Genkendelse og håndtering af stress og udbrændthed.

c. Efteruddannelse :
- Uddannelse i pleje ved livets afslutning, etik og kommunikation.

7. Efter din død
a. Familiestøtte :
- Hjælp med administrative formaliteter, psykologisk støtte.

b. Dødsfald :
- Anerkendelse af sorgens faser, tilvejebringelse af ressourcer og støttegrupper.

c. Mindehøjtidelighed :
- Ære patientens minde, fejring af deres liv.

Støtte ved livets afslutning inden for kardiologi er en kompleks proces, der kræver en flerdimensionel tilgang. Ud over medicinske indgreb indebærer det at betragte personen som en helhed, lytte til deres ønsker, sikre deres komfort og støtte deres familie. Det er en mission, der er både krævende og dybt menneskelig for hele plejeteamet.

Teamwork: samarbejde med læger, sygeplejersker osv.

I et medicinsk miljø, og især inden for kardiologi, er patientpleje ikke et anliggende for en enkelt person, men snarere for et tværfagligt team. Dette samarbejde sikrer omfattende, optimal og personlig pleje. Men at arbejde som en del af et team kan også medføre en del udfordringer. Lad os se på de forskellige aspekter af dette samarbejde, fra dets fordele til dets potentielle forhindringer.

<u>1. Nøglespillere på holdet</u>
a. Læger :
  • Kardiologer, hjertekirurger, praktiserende læger.

b. Sygeplejersker :
  • Sygeplejersker med speciale i kardiologi, kliniske sygeplejersker.
c. Plejeassistenter :
  • Deres rolle i grundlæggende pleje og daglig hjælp.
d. Andre fagfolk :
  • Diætister, fysioterapeuter, psykologer, socialrådgivere, billedteknikere osv.

<u>2. Fordelene ved samarbejde</u>
a. Omfattende pleje :
  • Et 360° overblik over patientens behov.

b. Mangfoldighed af færdigheder:
* Hvert medlem bidrager med specifik ekspertise.
c. Berigende udvekslinger :
* Mulighed for at diskutere cases, lære og tilpasse sig.
d. Kontinuitet i plejen :
* Sikring af en glidende overgang mellem de forskellige behandlingsstadier.

3. Udfordringerne ved samarbejde

a. Kommunikation :
* Vigtigheden af at etablere klare kommunikationskanaler.
b. Respekt for færdigheder:
* Værdsættelse og anerkendelse af alles rolle.
c. Konflikthåndtering :
* Teknikker til at afdramatisere og løse uoverensstemmelser.
d. Koordinering :
* Sikre effektiv koordinering mellem de forskellige aktører.

4. Teknikker og værktøjer til effektivt samarbejde

a. Regelmæssige teammøder:
* Tid til udveksling, finjustering og diskussion af komplekse sager.
b. Teknologiske værktøjer :
* Delte informationssystemer, elektroniske filer, kommunikationsapplikationer.
c. Tværprofessionel uddannelse :
* Fælles træning for at forbedre den gensidige forståelse af rollerne.

5. Sygeplejerskens centrale rolle

a. Mægler :
* Letter kommunikationen mellem patienten og det medicinske team.

b. Koordinator :
- Organisere og sikre implementeringen af plejeplanen.

c. Pædagog :
- Deling af information, uddannelse af plejepersonale og patienter.

<u>6. Betydningen af gensidig anerkendelse</u>
a. Forbedring af roller:
- Anerkend vigtigheden af hvert enkelt teammedlem.

b. Regelmæssig feedback:
- Diskuter succeser, udfordringer og områder, der kan forbedres.

c. Fejring af succes :
- Øjeblikke til at fejre succeser og styrke sammenholdet i teamet.

-

Teamwork er grundlæggende inden for kardiologi. Det sikrer en holistisk patientpleje, der kombinerer medicinsk ekspertise, sygepleje, psykologisk støtte og meget mere. For at dette samarbejde skal lykkes, kræver det gensidig kommunikation, respekt, træning og anerkendelse.

Stresshåndtering og arbejdsbyrde.

At arbejde inden for kardiologi er ofte ensbetydende med lange og uregelmæssige arbejdstider, øget ansvar og en tung følelsesmæssig byrde. Især sygeplejersker er i frontlinjen, hvor de håndterer nødsituationer, etablerer kontakt med patienter og udfører en lang række opgaver. I denne sammenhæng er det vigtigt at håndtere stress og arbejdsbyrde for at opretholde et optimalt mentalt og fysisk helbred og yde pleje af høj kvalitet.

1. Forståelse af kilderne til stress
a. Eksterne faktorer :
* Det hektiske arbejdstempo, nødsituationer, mangel på ressourcer og så videre.
b. Interne faktorer :
* Ønske om perfektion, frygt for at fejle, selvpåført pres osv.
c. Følelsesmæssig ladning :
* At konfrontere sygdom, død og patienters og deres familiers nød.

2. Symptomer på stress
a. Fysik :
* Træthed, hovedpine, søvnproblemer osv.
b. Mental :
* Irritabilitet, angst, depression, tab af koncentration.
c. Adfærdsmæssig :
* Overspringshandlinger, isolation, overforbrug af alkohol eller mad osv.

3. Strategier til håndtering af arbejdsbyrde
a. Planlægning og organisering :
* Sætte prioriteter, styre tiden, bruge planlægningsværktøjer.
b. Uddelegering :
* Genkende opgaver, der kan overdrages til andre.
c. Efteruddannelse :
* Tilegne sig nye færdigheder til at håndtere opgaver effektivt.
d. At holde pauser:
* Vigtigheden af at tage tid til at genoplade batterierne.

4. Teknikker til stresshåndtering
a. Dyb vejrtrækning og meditation :
* Teknikker til refokusering og håndtering af angst.
b. Fysisk træning :
* Frigivelse af endorfiner, muskelafslapning.

c. Social forbindelse :
  * Tal om dine følelser, søg støtte hos kolleger, venner og familie.
d. Fritid og fornøjelige aktiviteter :
  * Genoplad dine batterier uden for arbejdspladsen.

5. Betydningen af supervision og professionel støtte
a. Regelmæssigt tilsyn :
  * Dedikerede områder til at diskutere udfordringer, følelser og strategier.
b. Psykologiske støttetjenester :
  * Adgang til professionelle til at håndtere stress, udbrændthed osv.

6. Forebyggelse som nøglen
a. Anerkend dine grænser:
  * Vide, hvornår man skal tage en pause eller bede om hjælp.
b. Egenomsorg :
  * Skab sunde rutiner, få nok søvn og spis godt.
c. Bevidstgørelse og uddannelse på arbejdspladsen:
  * Workshops og informationsmøder om stresshåndtering for personalet.

7. Yderligere ressourcer
a. Bøger, podcasts, applikationer :
  * Værktøjer til at lære nye stresshåndteringsteknikker.
b. Støttegrupper :
  * Plads til at dele erfaringer og råd.

Håndtering af stress og arbejdsbyrde er altafgørende for fagfolk inden for kardiologi. Ved at genkende kilder til stress, implementere mestringsstrategier og søge passende støtte er det muligt at navigere i dette krævende felt, samtidig med at man bevarer sit velbefindende og yder fremragende patientpleje.

Kapitel 7

EFTERUDDANNELSE OG UDSIGTER FOR FREMTIDEN

Mulige specialiseringer: rytmologi, hjertekirurgi.

Det kardiologiske område er stort og udvikler sig hele tiden i takt med de teknologiske og videnskabelige fremskridt. For sygeplejersker med en passion for dette område er der en række specialiseringer, der giver dem mulighed for at fokusere på specifikke underområder og uddybe deres færdigheder. I dette kapitel udforsker vi to vigtige specialiseringer: rytmologi og hjertekirurgi.

1. Rytmologi
a. Introduktion :
  • Hvad er rytmologi? En oversigt over dette subspeciale.
b. Hjerterytmeforstyrrelser :
  • Arytmier, atrieflimren, takykardi, bradykardi osv.
c. Rytmologiske procedurer :
  • Kateterablation, pacemakerimplantation, hjertedefibrillatorer.
d. Den rytmologiske sygeplejerskes rolle :
  • Forberedelse af patienter til indgreb, overvågning efter indgreb, patientuddannelse om implanterbart udstyr, langtidsopfølgning.
e. Påkrævet uddannelse og færdigheder :
  • Specifikke kurser, certificeringer og yderligere uddannelse.
2. Hjertekirurgi
a. Introduktion :
  • Oversigt over hjertekirurgi og dens betydning.
b. Typer af operationer :
  • Koronar bypass, hjerteklapkirurgi, hjertetransplantation, aortakirurgi osv.
c. Den præoperative periode :
  • Sygeplejerskens rolle i patientforberedelse, præoperativ vurdering og patientuddannelse.

d. Den postoperative periode :
- Overvågning af vitale tegn, smertebehandling, sårpleje, potentielle komplikationer.

e. Hjerterehabilitering :
- Rehabiliteringsprogram, patientuddannelse, opmuntring til fysisk aktivitet.

f. Påkrævet uddannelse og færdigheder :
- Specialisering i hjerteintensiv pleje, praktikophold i hjertekirurgi, specifikke certificeringer.

3. Udfordringer og belønninger ved specialisering

a. Uddannelsesforpligtelser :
- Behov for løbende uddannelse og videnskabelig overvågning.

b. Følelsesmæssig styring:
- Konfrontere højintensive situationer, yde følelsesmæssig støtte til patienter og familier.

c. Professionelle priser :
- Tilfredshed med at redde liv, anerkendelse af specialistrollen, mulighed for faglig udvikling.

4. Fremtidsudsigter

a. Teknologiske fremskridt :
- Nye apparater, mindre invasive kirurgiske teknikker.

b. Forskning og klinisk udvikling :
- Involvering i kliniske forsøg, tilpasning til nye retningslinjer og anbefalinger.

c. Karrieremuligheder :
- Lederstillinger, undervisning, forskning.

Rytmologi og hjertekirurgi er to spændende specialiseringer inden for kardiologi, der giver sygeplejersker mulighed for at uddybe deres viden, udvikle specialiserede færdigheder og få en betydelig indflydelse på patienternes liv. Disse specialiseringer kræver et engagement i uddannelse og praksis, men giver også enorme faglige og personlige belønninger.

Vigtigheden af regelmæssigt at opdatere sin viden.

Medicin er et område i konstant udvikling. Der gøres nye opdagelser hver dag, avancerede teknologier dukker op, og protokoller og retningslinjer ændres jævnligt i takt med ny evidens. Især inden for kardiologi kan fremskridt forandre patienternes liv, så regelmæssig opdatering af viden er afgørende for alt sundhedspersonale, herunder sygeplejersker.

1. En medicinsk verden i konstant forandring
a. Nye opdagelser :
* Forskningens og de kliniske forsøgs indflydelse på vores forståelse af hjertesygdomme og deres behandling.

b. Teknologiske fremskridt :
* Fremkomsten af mere sofistikeret udstyr og teknikker til diagnosticering, behandling og overvågning af hjertepatienter.

c. Ændring af protokoller :
* Ændringer i kliniske retningslinjer baseret på ny evidens.

2. Implikationer for den kardiologiske sygeplejerske
a. Bedre pleje til patienterne:
* Anvendelse af de nyeste metoder og teknikker til at forbedre patientresultaterne.

b. Professionelt ansvar :
* Etisk og juridisk forpligtelse til at yde pleje baseret på den bedste tilgængelige evidens.

c. Patientsikkerhed :
* Reducere medicinske fejl og komplikationer ved at holde sig ajour med best practice.

3. <u>Metoder til opdatering</u>
a. Efteruddannelse :
  * Kurser, seminarer og workshops arrangeret af professionelle eller akademiske institutioner.
b. Faglige publikationer :
  * Medicinske tidsskrifter, artikler, specialiserede nyhedsbreve.
c. Konferencer og kongresser :
  * Deltagelse i nationale og internationale arrangementer for at høre fra eksperter og udveksle synspunkter med ligesindede.
d. Professionelle netværk :
  * Sygeplejegrupper, faglige sammenslutninger, online platforme til deling af viden og erfaring.

4. <u>Opdatering af udfordringer</u>
a. Hurtig udvikling :
  * Vanskeligheder med at følge med i ny information.
b. At skelne information :
  * Vurdering af kvaliteten og relevansen af ny information.
c. Tid og omkostninger :
  * At finde tid og ressourcer til løbende træning.

5. <u>Påvirkning af stenbruddet</u>
a. Professionel anerkendelse :
  * Øget troværdighed og respekt fra kolleger og overordnede.
b. Karriereudvikling :
  * Muligheder for forfremmelse eller specialisering takket være opdateret ekspertise.
c. Personlig tilfredshed :
  * En følelse af succes ved at yde den bedst mulige pleje.

Regelmæssig opdatering af viden er ikke kun en forpligtelse for kardiologiske sygeplejersker, det er en nødvendighed for at sikre kvaliteten og sikkerheden i patientplejen. Det kræver dedikation, nysgerrighed og en forpligtelse til professionel ekspertise.

Innovationer inden for kardiologi : morgendagens pleje.

Kardiologi er, som mange andre medicinske områder, i konstant udvikling, drevet af teknologiske fremskridt, videnskabelige opdagelser og behovet for at reagere på voksende kliniske udfordringer. Disse innovationer forandrer den måde, patienter diagnosticeres, behandles og overvåges på. I dette kapitel udforsker vi nogle af de nyeste og mest lovende innovationer, der former fremtidens hjertebehandling.

1. Avancerede diagnostiske teknologier
a. 3D-billeddannelse af hjertet:
* Giver et detaljeret billede af hjertet, hvilket forbedrer den diagnostiske nøjagtighed.
b. Positronemissionstomografi (PET) :
* At vurdere hjertemusklens sundhed og opdage abnormiteter.
c. Wearables og telemedicin :
* Kontinuerlig fjernovervågning af patienter, tidlig opdagelse af uregelmæssigheder.

2. Minimalt invasive og robotbaserede procedurer
a. Robot-assisteret kirurgi :
* Større præcision, kortere restitutionstid, minimal ardannelse.
b. Kateterprocedurer :
* Behandling af valvulopati uden åben hjerteoperation.
c. Bioresorberbare implantater :
* Stents, der opløses med tiden, hvilket reducerer langtidskomplikationer.

3. Gen- og celleterapier
a. Regenerering af hjertet :
- Brug af stamceller til at reparere beskadiget hjertevæv.
b. Genetisk målretning :
- Genetiske terapier til behandling af specifikke tilstande.

4. Augmented reality og virtual reality
a. Træning og uddannelse :
- Brug af VR til at træne sundhedspersonale i komplekse procedurer.
b. Hjælp til operation :
- 3D-visualisering under arbejdet for større præcision.

5. Kunstig intelligens og dataanalyse
a. Sygdomsforudsigelse :
- Dataanalyse for at identificere risikopatienter.
b. Diagnostisk assistance :
- AI-systemer til at opdage uregelmæssigheder i EKG'er, billeder osv.
c. Behandlingsstyring :
- AI til at skræddersy behandlinger til individuelle behov.

6. Nye lægemidler og terapier
a. Målrettede lægemidler :
- Terapier baseret på molekylærbiologi for mere effektive behandlinger og færre bivirkninger.
b. Immunterapi :
- Brug af immunsystemet til at behandle visse hjertesygdomme.

7. Udfordringerne ved innovation
a. Adgang og omkostninger :
- Sikring af lige adgang til nye teknologier.
b. Træning og tilpasning :

- Behov for at uddanne sundhedspersonale i nye teknikker.

c. Etik og regulering :

- At navigere i de etiske spørgsmål, der rejses af fremskridt som genetisk manipulation.

Kardiologien går en lys fremtid i møde med mange lovende innovationer under udvikling. Disse fremskridt giver håb om betydelige forbedringer i behandlingen af hjertepatienter, men de kræver også løbende refleksion og træning, hvis de skal integreres etisk og effektivt i rutineplejen.

Kapitel 8

TRIVSEL OG PATIENTENS SELVFORVALTNING

Tilskyndelse til tilpasset fysisk aktivitet

Fysisk aktivitet spiller en afgørende rolle i forebyggelsen og håndteringen af hjertesygdomme. Det kan hjælpe med at forbedre hjertefunktionen, reducere risikofaktorer som fedme, højt blodtryk og højt kolesteroltal og opbygge generel udholdenhed og styrke. Men for mennesker med hjertesygdomme, eller som er i risikogruppen, er det vigtigt, at fysisk aktivitet er skræddersyet til deres individuelle behov og evner.

1. Indledende vurdering
a. Medicinsk vurdering :
* Identificer underliggende medicinske tilstande.
* Vurder dit nuværende konditionsniveau.

b. Lytte til patientens bekymringer:
* Forståelse af patienters frygt og betænkeligheder ved fysisk aktivitet.
* Identificer barrierer for fysisk aktivitet, hvad enten de er fysiske, følelsesmæssige eller logistiske.

2. Oprettelse af en plan for fysisk aktivitet
a. Definition af mål :
* Sætte realistiske mål baseret på patientens behov og evner.

b. Udvælgelse af aktiviteter :
* Tilskynd til aktiviteter med lav belastning til at begynde med, f.eks. gåture eller svømning.
* Foreslå aktiviteter, som patienten kan lide, og som sandsynligvis vil blive vedligeholdt på lang sigt.

3. Overvågning og justering
a. Regelmæssig overvågning :
* Vurder patientens fremskridt.
* Sikring af, at aktiviteterne udføres sikkert.

b. Planjustering :
* Øg gradvist intensiteten eller varigheden af aktiviteten.

- Introducer nye aktiviteter for at undgå monotoni.

<u>4. Integrering af fysisk aktivitet i dagligdagen</u>
a. Praktiske råd :
- Tilskynd patienterne til at bruge enkle midler til at øge deres aktivitet, som f.eks. at tage trapperne eller gå for at gøre ærinder.

b. Støttegrupper og aktiviteter i lokalsamfundet :
- Foreslå at deltage i gågrupper eller tilpassede motionshold for at få social støtte.

<u>5. Uddannelse og bevidsthed</u>
a. Betydningen af fysisk aktivitet :
- Forklar fordelene for hjertet og den generelle sundhed.
- Fremhæv potentielle forbedringer af livskvaliteten.

b. Genkendelse af advarselstegn :
- Oplys patienterne om de symptomer, de skal være opmærksomme på under fysisk aktivitet, såsom usædvanlige brystsmerter, overdreven åndenød eller svimmelhed.

c. Nødvendige forholdsregler :
- Påpeg vigtigheden af at varme op og strække ud før og efter aktiviteten.
- Diskuter vigtigheden af hydrering og korrekt ernæring.

Tilskyndelse til passende fysisk aktivitet er et vigtigt skridt i behandlingen af hjertepatienter. Ved at give passende undervisning, etablere personlige aktivitetsplaner og tilbyde løbende støtte, kan sygeplejersker spille en central rolle i at fremme en aktiv og sund livsstil for deres patienter.

Kardiosalutær kost og ernæring

Ernæring spiller en central rolle i forebyggelse og behandling af hjerte-kar-sygdomme. En kardio-sund kost er en vigtig strategi til at bevare et sundt hjerte, kontrollere risikofaktorer og forbedre den generelle livskvalitet.

1. Grundlæggende principper for en kardio-sund kost
a. Begræns mættet fedt og transfedt:
- Forstå oprindelsen af disse fedtstoffer (fedt kød, fuldfede mejeriprodukter, stegte fødevarer, visse bageriprodukter osv.)
- Konsekvenser af overdreven indtagelse på kolesterol og hjertesygdomme.

b. Øget indtag af umættet fedt :
- Fordele ved enkeltumættede og flerumættede fedtstoffer.
- Vigtigste kilder: olivenolie, rapsolie, nødder, fed fisk, frø.

c. Reducere natriumforbruget :
- Konsekvenserne af overskydende natrium på blodtrykket.
- Lær at læse etiketter, og vælg produkter med lavt natriumindhold.

d. Indtag af kostfibre :
- Fordele ved opløselige og uopløselige fibre for hjertesundheden.
- Kilder til fibre: grøntsager, frugt, fuldkorn, bælgfrugter.

2. De vigtigste fødevarer i en kardio-sund kost
a. Fisk rig på omega-3 :
- Fordele ved omega-3-fedtsyrer.
- Anbefalinger til at spise fisk som laks, makrel og sardiner.

b. Fuldkorn :
- Betydningen af fuldkorn for hjertesundheden.
- Forskelle mellem fuldkorn og raffinerede kerner.

c. Grøntsager og frugt :
- Antioxidanter, vitaminer og mineraler, der fremmer et sundt hjerte.
- Mangfoldigheden af grøntsager og frugt til en afbalanceret kost.

d. Nødder og bælgfrugter :
- Fordele ved nødder og bælgfrugter for hjertesundheden.
- Råd om, hvordan man integrerer dem i hverdagen.

3. <u>Vægtkontrol og hjertesundhed</u>
a. Vigtigheden af en sund vægt :
- Forstå sammenhængen mellem kropsvægt, blodtryk og kolesterol.
- Risici forbundet med fedme eller overvægt.
b. Strategier for vægttab :
- Vigtigheden af en afbalanceret tilgang, der kombinerer en sund kost og fysisk aktivitet.
- Undgå yo-yo-slankekure og hurtige løsninger.

4. <u>Uddannelse og bevidstgørelse</u>
a. Ernæringens betydning for hjertesundheden :
- Sammenkædning af kost med risici og fordele for hjertet.
b. Afmystificering af populære regimer :
- Analyse af modediæter og deres potentielle indvirkning på hjertesundheden.
c. Madlavning derhjemme :
- Tilskynd til tilberedning af hjemmelavede måltider som en måde at kontrollere ingredienser og portioner på.
- Foreslå hjertesunde opskrifter.

En hjertesund kost er en grundpille i hjertesundhed. Sygeplejersker spiller en nøglerolle i at uddanne patienter i gode spisevaner og vejlede dem i sunde valg, der vil støtte et sundt hjerte hele livet.

Håndtering af rygning og alkohol og andre risikofaktorer

Rygning, overdrevent alkoholforbrug og anden risikabel adfærd er blandt de vigtigste faktorer, der bidrager til hjerte-kar-sygdomme. Håndtering af disse faktorer er afgørende for at forebygge udbrud eller progression af hjertesygdomme. Sygeplejersker spiller en afgørende rolle i at uddanne, rådgive og støtte patienter i deres bestræbelser på at ændre denne adfærd.

1. Rygning
a. Rygningens indvirkning på hjertet :
- Påvirkning af blodtryk, hjertefrekvens og vaskulær sundhed.
- Forholdet mellem rygning og åreforkalkning.

b. Tips til rygestop :
- Adfærds- og medicineringsstrategier.
- Psykologisk støtte og selvhjælpsgrupper.

c. Elektroniske cigaretter :
- Analysere aktuelle data om dets sikkerhed og effektivitet som hjælp til rygestop.
- Forstå de potentielle risici, der er forbundet med brugen af det.

2. Alkoholforbrug
a. Alkoholens indvirkning på hjertet :
- Effekten af moderat versus overdrevent forbrug.
- Risici forbundet med kronisk alkoholforbrug, såsom alkoholisk kardiomyopati.

b. Tips til moderat forbrug :
- Definer moderat forbrug.
- Strategier til at reducere forbruget.

c. Genkendelse og behandling af alkoholafhængighed :
- Abstinenssymptomer og konsekvenser for hjertesundheden.

- Tilgængelige ressourcer til pleje.

3. Andre risikofaktorer
a. Stress :
- Forstå sammenhængen mellem kronisk stress og hjertesygdomme.
- Stresshåndteringsteknikker som meditation, afslapning og motion.

b. Rekreative stoffer :
- De risici, der er forbundet med brugen af stoffer som kokain eller amfetamin for hjertesundheden.
- Rådgivning og ressourcer til dem, der ønsker at holde op.

c. Diabetes :
- Forholdet mellem diabetes, insulinresistens og hjertesygdomme.
- Strategier til håndtering og forebyggelse af diabetes.

4. Uddannelse og bevidstgørelse
a. Forståelse af modificerbare risikofaktorer :
- Undervisning i risikoadfærd og dens direkte og indirekte konsekvenser for hjertesundheden.

b. Fremme af en sund livsstil :
- Tilskynd til en afbalanceret kost, regelmæssig fysisk aktivitet og stresshåndtering.

c. Adgang til ressourcer og støtte :
- Giv information om støttegrupper, terapier og andre ressourcer, der kan hjælpe patienterne med at håndtere deres risikofaktorer.

Håndtering af risikofaktorer, herunder rygning, alkohol og anden risikabel adfærd, er nøglen til at forebygge hjertesygdomme. Sygeplejersker kan gennem deres unikke position i patientforløbet tilbyde værdifuld rådgivning, uddannelse og løbende støtte til at hjælpe patienterne med at indføre og opretholde en sund livsstil.

Kapitel 9

GLOBAL SUNDHED OG KARDIOLOGI

Sammenligning af hjertepraksis i forskellige lande

Behandlingen af hjertesygdomme varierer rundt omkring i verden og påvirkes af faktorer som teknologisk udvikling, økonomiske ressourcer, folkesundhedsprioriteter, kultur, uddannelse og eksisterende sundhedssystemer. Denne sammenligning giver et globalt perspektiv på de divergerende tilgange til kardiologi.

1. De Forenede Stater
a. Teknologiske fremskridt :
- Den hurtige indførelse af banebrydende teknologier inden for diagnose og behandling.

b. Sundhedssystem :
- For det meste privatiseret, med høje omkostninger, men hurtig respons.

c. Udbredelse og forebyggelse :
- Epidemier af fedme og diabetes, men med en stærk bevidsthed om forebyggelse.

2. Europa (under hensyntagen til mangfoldigheden af lande)
a. Universelle sundhedstjenester :
- Adgang til sundhedsydelser af høj kvalitet i mange lande takket være universel sygesikring.

b. Fokus på forebyggelse :
- Folkesundhedsinitiativer, såsom at reducere rygning.

c. Forskning og samarbejde :
- Grænseoverskridende samarbejde om forskning og kliniske studier.

3. Afrika
a. Begrænset adgang til pleje :
- I mange lande er ressourcerne til kardiologi begrænsede.

b. Nye sygdomme :
- Stigning i hjertesygdomme sammen med vedvarende infektionssygdomme.

c. Lokale initiativer :
- Fællesskabsprogrammer og lavprisinnovationer tilpasset regionen.

4. Asien

a. Forskellige sundhedssystemer :
- Fra helt offentlige til stort set privatiserede systemer, afhængigt af landet.

b. Hjertesygdomme og livsstil :
- Hurtig urbanisering, ændringer i kosten og en stigning i hjertesygdomme.

c. Traditionel medicin :
- Integration af traditionel asiatisk medicin i forebyggelse og behandling.

5. Latinamerika

a. Vækst i kardiologiske ydelser :
- Investering i medicinsk uddannelse og teknologi.

b. Økonomiske udfordringer :
- Ulighed i adgang til sundhedspleje som en funktion af økonomisk status.

c. Forebyggelse og uddannelse :
- Programmer med fokus på ernæring, motion og rygereduktion.

6. Australien og Oceanien

a. Avancerede sundhedssystemer :
- Stærk medicinsk infrastruktur, især i Australien og New Zealand.

b. Indfødte hjertesygdomme :
- Høj forekomst blandt oprindelige folk, hvilket kræver særlige tilgange.

c. Initiativer til at øge bevidstheden :
- Offentlige forebyggelses- og uddannelsesprogrammer.

Selvom hjertesygdomme er en global udfordring, er der stor forskel på, hvordan de håndteres i de forskellige regioner. Ved at forstå disse forskelle kan sundhedspersonalet lære af best practice rundt omkring i verden og overveje internationale samarbejder for at forbedre behandlingen af hjertepatienter.

Den kardiologiske sygeplejerske i forbindelse med globale sundhedskriser

Globale sundhedskriser, såsom COVID-19-pandemien, har en betydelig indvirkning på alle områder af sundhedsvæsenet, herunder kardiologi. Kardiologiske sygeplejersker spiller som vigtige led i hjerteplejeteams en afgørende rolle i håndteringen af disse hidtil usete udfordringer, samtidig med at de sikrer kontinuiteten i hjerteplejen.

1. Direkte indvirkning af anfald på hjertesygdomme
a. Konsekvenser af vira på det kardiovaskulære system :
  • For eksempel kan COVID-19 føre til hjertekomplikationer.
b. Afbrydelse af rutinemæssig pleje :
  • Forsinkelser i diagnose, behandling og intervention.
c. Øget stress og angst :
  • Potentielt skadeligt for hjertepatienter.

2. Tilpasning af praksis
a. Telemedicin og fjernbehandling :
  • Brug af teknologi til at overvåge og rådgive patienter.
b. Ændrede nødprocedurer :
  • Prioritering af tilfælde i henhold til deres alvor og de risici, der er forbundet med pandemien.
c. Beskyttelsesforanstaltninger :
  • Personlige værnemidler, forstærkede desinfektionsprotokoller.

3. Ledelse af menneskelige ressourcer

a. Omplacering :
- Nogle sygeplejersker kan blive omplaceret til intensivafdelinger eller andre områder med stort behov.

b. Hurtigere uddannelse :
- Opdatering af færdigheder til at håndtere de specifikke komplikationer, der er forbundet med krisen.

c. Følelsesmæssig støtte :
- Anerkendelse af stress og træthed, implementering af ressourcer til plejepersonalets velbefindende.

4. Uddannelse og kommunikation

a. Informering af patienter :
- Om konsekvenserne af krisen for deres hjertesygdom og pleje.

b. Tværprofessionelt samarbejde :
- Forbedret kommunikation mellem hjertelæger, sygeplejersker og andre medicinske specialer for optimal pleje.

c. Øge offentlighedens bevidsthed:
- Vigtigheden af ikke at ignorere hjertesymptomer på trods af pandemien.

5. Erfaringer for fremtiden

a. Vigtigheden af forberedelse :
- Etablere protokoller for hurtig reaktion på fremtidige kriser.

b. Styrkelse af sygeplejerskens rolle :
- Anerkendelse af deres tilpasningsevne og dedikation over for udfordringer.

c. Innovationer inden for pleje:
- Kriser stimulerer indførelsen af nye behandlingsmetoder, såsom telemedicin, som kan fortsætte efter krisen.

Hjertesygeplejersker udviser en bemærkelsesværdig modstandsdygtighed og tilpasningsevne over for de udfordringer, som globale sundhedskriser medfører. De fortsætter med at yde vigtig hjertepleje, mens de står over for de ekstra udfordringer, som disse kriser kan give. Deres rolle er afgørende for at sikre kontinuitet i plejen og sikkerheden for hjertepatienter på disse kritiske tidspunkter.

Samarbejde og international handel

Kardiologi har, ligesom mange andre medicinske områder, stor gavn af internationalt samarbejde og udveksling. Disse interaktioner kan antage mange former, fra fælles klinisk forskning til medicinsk efteruddannelse og udveksling af best practice. Disse samarbejder er ikke kun til gavn for sundhedspersonalet, men også for patienterne, som får avanceret pleje baseret på fælles viden og erfaring.

1. Fælles forskning
a. Multicenter-projekter :
* Kliniske studier udført i flere lande øger mangfoldigheden af patienter og styrker resultaternes validitet.
b. Datapuljer :
* Internationale databaser giver mulighed for en bredere og mere dybdegående analyse af data.
c. Fælles finansieringsinitiativer :
* Flere lande eller organisationer kan i fællesskab finansiere store forskningsprojekter.

2. Træning og uddannelse
a. Udvekslingsprogrammer for fagfolk :
* Sygeplejersker, læger og andre fagfolk kan uddanne sig i udlandet for at tilegne sig nye færdigheder.

b. Internationale konferencer og seminarer :
  * Disse arrangementer samler eksperter fra hele verden for at dele de seneste fremskridt inden for kardiologi.
c. Onlinekurser og webinarer :
  * Digital teknologi gør det muligt at sprede viden mere bredt til et internationalt publikum.

3. Deling af bedste praksis
a. Netværk og faglige sammenslutninger :
  * Organisationer som European Society of Cardiology (ESC) opfordrer til deling af retningslinjer og anbefalinger.
b. Mentorprogrammer :
  * Anerkendte eksperter kan vejlede og uddanne yngre eller mindre erfarne fagfolk fra andre lande.
c. Observationsbesøg :
  * Klinikere kan besøge andre hospitaler eller klinikker i udlandet for at observere og lære af deres metoder.

4. Teknologisk samarbejde og innovation
a. Fælles udvikling af teknologier :
  * Lande eller institutioner kan arbejde sammen om at skabe banebrydende diagnostiske eller terapeutiske værktøjer.
b. Licenser og teknologioverførsler :
  * Letter adgangen til innovationer for lande, der ikke har den nødvendige teknologi eller ekspertise.
c. Tilpasning af innovationer til forskellige kontekster :
  * For eksempel at tilpasse et højteknologisk hjerteapparat, så det kan bruges i områder med få ressourcer.

5. Fælles svar på globale udfordringer
a. Nye sygdomme :
  * Epidemier eller pandemier kan have en indvirkning på hjertepatienter. En koordineret indsats kan optimere håndteringen af disse patienter.

b. Demografiske udfordringer:
 * Når man står over for en aldrende befolkning eller nye
   risikofaktorer, kan en samarbejdsbaseret tilgang
   hjælpe med at udvikle effektive
   forebyggelsesstrategier.
c. Sundhed og humanitære kriser :
 * Under naturkatastrofer eller konflikter kan
   internationalt samarbejde garantere kontinuiteten i
   hjertebehandlingen.

Internationalt samarbejde og udveksling beriger
kardiologien ved at samle styrker, viden og ressourcer fra
sundhedspersonale over hele verden. Disse fælles
bestræbelser sikrer ikke kun konstante forbedringer i
plejen, men også en effektiv, koordineret reaktion på
globale udfordringer.

Kapitel 10

IMPLIKATIONERNE
KLIMAFORANDRINGER
OM HJERTESUNDHED

Forståelse af naturkatastrofers indvirkning på hjertepatienter

Naturkatastrofer, hvad enten det er jordskælv, oversvømmelser, cykloner eller andre store klimatiske begivenheder, har en dybtgående indvirkning på sundhedssystemer og især på hjertepatienter. Disse patienter, der allerede er sårbare på grund af deres tilstand, kan blive særligt påvirket af de direkte og indirekte virkninger af disse begivenheder.

1. Umiddelbare fysiologiske virkninger

a. Akut stress :

- Den stress, som en katastrofe fremkalder, kan forårsage en pludselig stigning i blodtrykket, takykardi og potentielt et hjerteanfald.

b. Afbrydelse af behandling :

- Nødevakueringer og forstyrrelser i den daglige rutine kan føre til, at hjertemedicin glemmes eller stoppes.

c. Udsættelse for elementerne :

- Patienterne kan blive udsat for kulde, fugt eller overdreven varme, hvilket kan forværre deres hjertesygdomme.

2. Forstyrrelse af sundhedssystemer

a. Beskadiget infrastruktur :

- Hospitaler og klinikker kan blive beskadiget eller ødelagt, hvilket begrænser adgangen til pleje.

b. Mangel på medicin :

- Forsyningskæderne kan blive afbrudt, hvilket kan føre til mangel på vigtig medicin til hjertepatienter.

c. Mangel på personale:

- Sundhedspersonale kan blive personligt påvirket eller overvældet af tilstrømningen af patienter.

<u>3. Langsigtede konsekvenser</u>
a. Stigning i kronisk stress :
- Genopbygning, fordrivelse og personlige tab kan bidrage til et højt og konstant stressniveau.
b. Livsstilsændringer :
- Patienterne kan få mindre sunde spisevaner eller reducere deres fysiske aktivitet og derved forværre deres hjertesygdom.
c. Begrænsning af adgang til opfølgende pleje:
- Længerevarende skader på sundhedsinfrastrukturen kan gøre det vanskeligt at fortsætte regelmæssige konsultationer og behandling.

<u>4. Svar og specifikke forberedelser</u>
a. Uddannelse og bevidsthed :
- Hjertepatienter skal informeres om de øgede risici i tilfælde af en katastrofe, og hvordan de kan forberede sig.
b. Nødpakker til patienter :
- Opfordr patienterne til at have en nødpakke med medicin, recepter og andre vigtige forsyninger.
c. Nødprotokoller for sundhedspersonale :
- Hospitaler og klinikker bør have specifikke nødplaner for håndtering af hjertepatienter under og efter en katastrofe.

Selvom naturkatastrofer påvirker hele befolkningen, er hjertepatienter blandt de mest sårbare grupper. En grundig forståelse af disse påvirkninger samt passende forberedelse og reaktion er afgørende for at minimere risikoen for denne gruppe.

Fremme af bæredygtig praksis på kardiologiske afdelinger

Bæredygtighed i sundhedssektoren, især inden for kardiologi, handler ikke kun om at beskytte miljøet. Det handler også om at sikre, at ressourcerne bruges effektivt, at omkostningerne kontrolleres, og at der ydes kvalitetspleje på en retfærdig og tilgængelig måde. Her er, hvordan bæredygtighed kan integreres og fremmes på kardiologiske afdelinger.

1. Reduktion af det økologiske fodaftryk
a. Affaldshåndtering :
* Minimering af medicinsk affald, genbrug og genanvendelse af ikke-forurenede materialer.

b. Energibesparelser :
* Brug af energieffektivt udstyr, LED-belysning og optimeret ventilation og opvarmning.

c. Bæredygtige indkøb :
* Et udvalg af etisk og økologisk fremstillede medicinske produkter og udstyr.

2. Optimering af medicinske processer
a. Reduktion af unødvendige undersøgelser :
* Undgå overflødigheder og fremme præcise diagnoser for at reducere antallet af unødvendige undersøgelser og indgreb.

b. Telekardiologi :
* Tilskynd til fjernkonsultationer for at reducere patientrejser og behovet for hospitalsressourcer.

c. Efteruddannelse :
* Sikre, at personalet regelmæssigt trænes i best practice for at maksimere effektiviteten og minimere fejl.

3. Fremme af forebyggelse
a. Oplysningsprogrammer :
* At uddanne offentligheden i sund livsstil for at reducere forekomsten af hjertesygdomme.

b. Proaktiv overvågning af risikopatienter:
* Brug fjernovervågningsteknologier til at spore højrisikopatienter og derved undgå unødvendige hospitalsindlæggelser.

4. <u>Samarbejde og partnerskaber</u>
a. Lokale partnerskaber :
* Samarbejde med andre lokale sundhedstjenester om at dele ressourcer, viden og udstyr.
b. Kardiologiske netværk :
* Opret eller deltag i nationale eller internationale netværk for at dele bedste praksis og innovation inden for bæredygtighed.

5. <u>Teknologisk innovation</u>
a. Regelmæssig opdatering af udstyr:
* Invester i moderne teknologier, som ofte er mere effektive og bruger mindre energi.
b. Medicinske informationssystemer :
* Brug elektroniske patientjournaler til at reducere papirarbejdet, forbedre plejekoordineringen og undgå overflødige tests.

6. <u>Inddragelse af lokalsamfundet</u>
a. Programmer for genplantning af skov:
* Da planetens velbefindende er forbundet med hjertets sundhed (luftforurening osv.), skal du engagere dig i lokale økologiske initiativer.
b. Oplysningskampagner :
* Oplyse lokalsamfundet om hospitalers og klinikkers miljøpåvirkning og de foranstaltninger, der er truffet for at afbøde den.

Integrering af bæredygtige metoder i kardiologiske afdelinger kræver en holistisk tilgang. Det spænder fra at reducere miljøpåvirkningen til at optimere medicinske processer, innovation og samarbejde. Bæredygtighed er ikke kun godt for planeten, det sikrer også, at der leveres effektiv pleje af høj kvalitet, som er tilgængelig for alle.

94

Kapitel 11

ALTERNATIVE OG KOMPLEMENTÆRE TILGANGE INDEN FOR KARDIOLOGI

Udforskning af alternative behandlingsformer som akupunktur, meditation osv.

Integrationen af komplementære og alternative behandlingsformer inden for kardiologi er blevet et emne af stigende interesse. Disse terapier, der ofte bruges som supplement til traditionelle medicinske behandlinger, har til formål at forbedre hjertesundheden, reducere stress og forbedre patienternes livskvalitet. Men deres effektivitet varierer, og forskningen fortsætter med at evaluere deres kliniske anvendelighed.

1. Akupunktur
a. Grundlæggende principper :
* Det stammer fra traditionel kinesisk medicin og er baseret på stimulering af specifikke punkter på kroppen for at balancere strømmen af energi eller 'Qi'.

b. Kardiale konsekvenser :
* Nogle undersøgelser tyder på, at akupunktur kan reducere blodtrykket, forbedre symptomerne på angina pectoris og reducere hyppigheden af arytmier.

c. Forholdsregler :
* Sørg altid for, at akupunktøren er certificeret og uddannet, og informer hjertelægen om enhver planlagt akupunktursession.

2. Meditation
a. Grundlæggende principper :
* En ældgammel praksis baseret på koncentration, afslapning og opmærksomhed på det nuværende øjeblik.

b. Kardiale konsekvenser :
* Meditation kan hjælpe med at reducere stress og blodtryk og forbedre hjertefrekvensvariabiliteten.

c. Almindelige typer :
* Mindfulness-meditation, transcendental meditation, guidet meditation.

3. Yoga
a. Grundlæggende principper :
* En kombination af fysiske stillinger, åndedrætsteknikker og meditation.
b. Kardiale konsekvenser :
* Kan forbedre fleksibilitet og muskelstyrke, reducere stress og have en positiv indvirkning på hjerte-risikofaktorer som f.eks. forhøjet blodtryk.
c. Forholdsregler :
* Hjertepatienter bør vælge en passende yogastil og undgå stillinger, der kan være farlige for dem.

4. Aromaterapi
a. Grundlæggende principper :
* Brug af æteriske olier til at forbedre fysisk og følelsesmæssigt velbefindende.
b. Kardiale konsekvenser :
* Visse olier, som f.eks. lavendel, kan hjælpe med at reducere stress og angst, faktorer, der ofte forbindes med hjertesygdomme.
c. Forholdsregler :
* Nogle olier kan interagere med medicin eller forårsage allergiske reaktioner. Lav altid en hudtest og kontakt en professionel.

5. Biofeedback
a. Grundlæggende principper :
* Teknik, der lærer, hvordan man styrer fysiologiske funktioner ved hjælp af maskiner.
b. Kardiale konsekvenser :
* Kan bruges til at lære at kontrollere blodtryk, puls og andre hjertesundhedsrelaterede funktioner.
c. Træning :
* Patienterne skal trænes af en certificeret professionel.

Konklusion
Integrationen af alternative behandlingsformer kan tilbyde hjertepatienter yderligere værktøjer til at håndtere deres helbred. Det er dog vigtigt altid at konsultere en kardiolog, før man indfører nye behandlingsformer, og at sikre, at disse behandlingsformer praktiseres sikkert og på en måde, der supplerer den traditionelle medicinske behandling.

Integration af disse behandlingsformer som en del af en overordnet plejeplan

Moderne medicin anerkender i stigende grad værdien af alternative behandlingsformer som et supplement til konventionelle tilgange, især inden for kardiologi. Ved at integrere disse behandlingsformer i en overordnet plejeplan forsøger man at give patienten en holistisk behandling. Her er, hvordan det kan opnås:

1. Indledende vurdering af patienten
Før du integrerer en alternativ behandling:
a. **Medicinsk vurdering:** Identificer patientens aktuelle tilstand, den medicin, der tages, og igangværende behandlinger.
b. **Vurdering af patientens behov og præferencer:** Nogle patienter kan være mere tilbøjelige til at prøve meditation, andre akupunktur osv.
c. **Risk-benefit-vurdering:** Sikring af, at indførelsen af en alternativ behandling ikke udgør en risiko for patienten.

2. Udarbejdelse af en integreret plejeplan
a. **Kombination af behandlinger:** En patient kan f.eks. få konventionel medicinsk behandling for forhøjet blodtryk og supplere med akupunktursessioner.
b. **Regelmæssig overvågning:** regelmæssige aftaler for at vurdere effektiviteten af den integrerede plejeplan.

c. Fleksibilitet: Vær forberedt på at justere planen, hvis en bestemt tilgang ikke virker, eller hvis patienten ønsker at prøve noget andet.

3. Træning og uddannelse

a. Informering af patienten: Sørg for, at patienten forstår, hvorfor en bestemt behandling anbefales, dens fordele og begrænsninger.

b. Uddannelse af personale: Sygeplejersker, læger og andet sundhedspersonale bør uddannes i, eller i det mindste informeres om, alternative behandlingsformer som en del af plejeplanen.

4. Tværfagligt samarbejde

a. Integreret plejeteam: Inkluder specialister i alternative behandlingsformer, såsom akupunktører eller meditationsinstruktører, i plejeteamet.

b. Regelmæssig kommunikation: Sørg for, at alle parter er informeret om igangværende behandlinger, justeringer og patientens reaktioner.

5. Vurdering og overvågning

a. Måling af effektivitet: Brug af standardiserede værktøjer til at vurdere virkningen af alternativ behandling på patientens hjertesundhed og generelle velbefindende.

b. Patientfeedback: Inddrag patientfeedback for at fortsætte med at tilpasse og forbedre plejeplanen.

c. Regelmæssige opdateringer: Anbefalinger og data om alternative behandlingsformer udvikler sig løbende. Sørg for, at plejeplanen altid er opdateret.

At integrere alternative behandlingsformer i en omfattende kardiologisk behandlingsplan kræver en omhyggelig, personlig og evidensbaseret tilgang. Det giver mulighed for at adressere patientens behov holistisk og tage højde for både de fysiologiske og følelsesmæssige aspekter af hjertesundhed.

KONKLUSION

Tilfredshed og udfordringer
af den kardiologiske sygeplejeprofession.

Det kardiologiske sygeplejefag er både komplekst og givende. Som på mange andre områder i sundhedsvæsenet byder det på både succeser og udfordringer. At udforske disse aspekter kan hjælpe fremtidige sygeplejersker med at forberede sig og forstå, hvad der ligger forude.

Arbejdsglæde :

- **Positiv indvirkning på patienternes liv:** At hjælpe patienter med at navigere på deres hjerterejse, uanset om det er forebyggelse, behandling eller rehabilitering, er ekstremt givende.
- **Teamwork: At** arbejde tæt sammen med et tværfagligt team (hjertelæger, kirurger, andre sygeplejersker, fysioterapeuter) giver en lærende og støttende oplevelse.
- **Konstant udvikling på området:** Kardiologi er et område i rivende udvikling med ny forskning, teknikker og teknologier. Det er spændende at være på forkant med disse innovationer.
- **Efteruddannelse: Der er** altid muligheder for at lære nyt, hvad enten det er gennem kurser, workshops eller konferencer.
- **Professionel anerkendelse:** At modtage tak fra patienter og deres familier eller blive anerkendt af dine kolleger for dit arbejde har en positiv indvirkning på moralen.

Forretningsudfordringer :

- **Følelsesmæssig belastning:** Kardiologi kan involvere situationer på liv og død, og det kan være følelsesmæssigt svært at håndtere disse intense øjeblikke.

- **Stor arbejdsbyrde:** Hjerteafdelinger kan være meget travle med mange patienter, der har brug for kompleks pleje.
- **Fysiske krav: Det kan** være fysisk krævende at stå op i mange timer, forflytte patienter eller bruge tungt udstyr.
- **Stress: På grund af** kardiologiens kritiske natur kan der opstå situationer med intens stress, især i nødsituationer.
- **Behovet for løbende opdatering:** Selvom den konstante udvikling på området er spændende, kræver det også, at fagfolk hele tiden holder sig opdaterede.
- **Vanskelig kommunikation: Det** kan være svært at kommunikere alvorlige diagnoser, håndtere patienternes forventninger eller håndtere bekymrede familier.
- **Håndtering af livets afslutning:** Selv med den bedste pleje er det ikke alle patienter, der kommer sig. At håndtere døden og sorgprocessen kan være en hård del af jobbet.

Kardiologiske sygeplejersker spiller en vigtig rolle i plejen af hjertepatienter. Selvom det giver mange udfordringer, gør belønningerne og de positive virkninger det til et givende og vigtigt erhverv. Nøglen for sygeplejersker er at finde en balance, søge støtte, når det er nødvendigt, og hele tiden minde sig selv om den afgørende betydning af deres rolle.

Vigtigheden af passion og engagement i dette medicinske speciale.

Kardiologi kræver, ligesom mange andre medicinske specialer, ikke kun teknisk ekspertise og dybdegående viden, men også ægte dedikation og passion. Passion og engagement er vigtige komponenter, der kan afgøre en sundhedspersons succes, kvaliteten af patientplejen og den personlige tilfredsstillelse. Her er grunden til, at disse to elementer er særligt afgørende inden for kardiologi:

1. Kardiologiens kompleksitet :
Kardiologi er et område i konstant udvikling med ny forskning, teknikker og behandlinger, der dukker op med jævne mellemrum. At have en passion for specialet kan motivere fagfolk til at holde sig ajour og fortsætte med at lære gennem hele deres karriere.

2. Der er meget på spil:
Hjertesygdomme er en af de hyppigste dødsårsager på verdensplan. Den potentielle alvorlighed af hjertesygdomme kræver, at fagfolk ikke kun er teknisk dygtige, men også har et dybt engagement i hver eneste patient.

3. Patientrelationer :
Forholdet mellem en hjertepatient og deres sygeplejerske eller læge er ofte et langvarigt forhold. Passion og engagement hjælper med at etablere et solidt forhold baseret på tillid, hvilket er afgørende for patientens pleje og velbefindende.

4. Den følelsesmæssige påvirkning :
Når man står over for ofte stressende situationer og beslutninger om liv og død, hjælper et dybt engagement i professionen fagfolk med at navigere i disse vanskelige tider, mens de yder den bedst mulige pleje.

5. Teamdynamik :
Kardiologi er samarbejde. At arbejde med et tværfagligt team kræver åben kommunikation og en fælles dedikation til patientpleje. Personligt engagement styrker teamets sammenhold og samarbejde.

<u>6. Medicinsk etik :</u>
Passion og engagement styrker den medicinske etik og sikrer, at enhver beslutning træffes i patientens bedste interesse.

<u>7. Tilfredshed med jobbet:</u>
Passion for jobbet giver daglig motivation og større arbejdsglæde på trods af de udfordringer, man støder på.

Inden for kardiologi, som inden for mange andre medicinske områder, er teknik og viden grundlæggende. Men uden passion og engagement er det svært at opnå ekspertise, etablere dybe bånd til patienterne eller forblive motiveret over for konstante udfordringer. Disse uhåndgribelige kvaliteter er ofte de søjler, der støtter sundhedspersonale gennem hele deres karriere og hjælper dem med at gøre en betydelig forskel i deres patienters liv.

ORDLISTE OVER MEDICINSKE TERMER.

En ordliste over medicinske termer inden for kardiologi ville være en værdifuld tilføjelse for læsere, især dem, der er nye inden for området. Det følgende er en ikke-udtømmende liste over nogle almindelige medicinske termer inden for kardiologi og deres definitioner:

- **Arytmi:** Forstyrrelse af den normale hjerterytme, hvad enten den er for hurtig, for langsom eller uregelmæssig.
- **Angiografi:** Røntgenundersøgelse af arterierne efter indsprøjtning af et kontrastmiddel for at visualisere eventuelle blokeringer eller anomalier.
- **Angioplastik:** teknik, der bruges til at udvide en blokeret arterie ved hjælp af en ballon.
- **Antikoagulant : Et** lægemiddel, der forhindrer blodpropper og derved reducerer risikoen for trombose.
- **Aterosklerose:** Fortykkelse og hærdning af arterierne på grund af dannelsen af ateromatøse plaques (fedtaflejringer).
- **Kardiomyopati: En** sygdom i hjertemusklen, der påvirker hjertets evne til at pumpe blod.
- **Defibrillator:** Enhed, der bruges til at give et elektrisk stød til hjertet for at genoprette en normal hjerterytme.
- **EKG (elektrokardiogram) :** Optagelse af hjertets elektriske aktivitet.
- **Ekkokardiografi:** Billedteknik, der bruger ultralyd til at visualisere hjertets struktur og funktion.
- **Endokarditis:** Betændelse i hjertets indre foring, ofte på grund af infektion.
- **Hypertension:** Unormalt højt blodtryk.

- **Infarkt:** Nekrose af en del af hjertemusklen på grund af manglende ilttilførsel, som regel forårsaget af en blokering i en kranspulsåre.
- **Iskæmi:** Reduktion eller ophør af blodgennemstrømning til en del af kroppen, ofte på grund af arteriel obstruktion.
- **Myocardium:** Hjertemuskel.
- **Pericardium:** Membran, der omgiver hjertet.
- **Stent :** Lille rørformet enhed, der bruges til at holde en arterie åben efter angioplastik.
- **Valvulopati:** Sygdom, der påvirker en eller flere af hjerteklapperne.
- **Vasodilator:** Lægemiddel, der udvider blodkarrene og derved øger blodgennemstrømningen.
- **Ventrikel:** Et af de to store hjertekamre, som pumper blod ud i kredsløbet.

Denne ordliste er kun en introduktion til de mange termer, der bruges inden for kardiologi. For en bog, der er tænkt som en omfattende reference om emnet, ville det være nødvendigt med en mere udtømmende liste, der dækker en bredere vifte af termer, herunder dem, der vedrører nye teknologier og nylige fremskridt inden for området.

YDERLIGERE RESSOURCER : BØGER, HJEMMESIDER, FAGLIGE SAMMENSLUTNINGER.

Bøger :

- **"Cardiology for Dummies"**: En lettilgængelig guide til nybegyndere, der ønsker at forstå det grundlæggende inden for kardiologi.
- **"Oxford Handbook of Cardiology"**: En kortfattet lærebog, der dækker de fleste hjerteproblemer.
- **"Manual of cardiology care"**: specifikt rettet mod sundhedspersonale og dækker aktuel behandlingspraksis inden for kardiologi.

Hjemmesider :

- American College of Cardiology (ACC): www.acc.org
  - Et verdenskendt site, der tilbyder ressourcer, retningslinjer og nyheder om kardiologi.
- Det Europæiske Kardiologiske Selskab (ESC): www.escardio.org
  - En professionel organisation, der tilbyder ressourcer, konferencer og nyheder for kardiologer i Europa.
- **CardioSmart** : www.cardiosmart.org
  - Et site administreret af ACC, der giver information til patienter om hjertesygdomme og deres behandling.

Professionelle foreninger :

- **Société Française de Cardiologie (SFC)**: For franske fagfolk tilbyder SFC ressourcer, konferencer og efteruddannelsesmuligheder inden for kardiologi.
- **Canadian Cardiovascular Society (CCS)**: Den nationale organisation for kardiologer i Canada.

- **Hjerteselskabet i Australien og New Zealand (CSANZ)**: Den førende organisation for fagfolk inden for kardiologi i Australien og New Zealand.
- **International Society of Cardiology (ISC)**: En verdensomspændende organisation dedikeret til at fremme viden og pleje inden for kardiologi.

Disse ressourcer repræsenterer blot et udsnit af de mange tilgængelige. Jeg vil på det kraftigste råde dig til at opsøge og finde lokale eller regionsspecifikke ressourcer, og til regelmæssigt at tjekke for opdateringer og nye publikationer.

www.ingramcontent.com/pod-product-compliance
Lightning Source LLC
Chambersburg PA
CBHW050803250726
48653CB00006B/2044